血圧は1分で下がる！

薬・減塩に頼らず
毎日続けられる血圧改善法

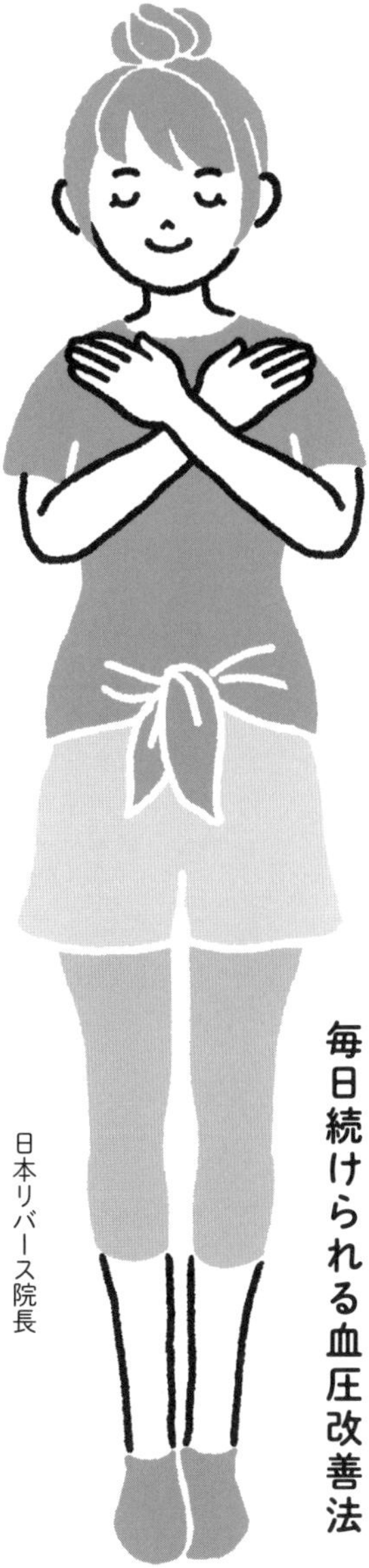

日本リバース院長
今野清志

新装版

自由国民社

4300万人が「高血圧」で悩んでいる？

「健康診断を受けたら〝高血圧〟だと言われた」

という人は、誰のまわりにも一人や二人は必ずいるでしょう。

もしかしたら、この本を手にとってくださったあなたも、その一人かもしれませんね。

厚生労働省が3年おきに行う「患者調査」の2017年の概況では、高血圧でなんらかの治療を受けたり通院したりしている人の数はおよそ1000万人。

糖尿病の約330万人、コレステロールや中性脂肪が基準よりも多くなる脂質異常症の230万人の3〜5倍にものぼります。

さらに、治療を受けていない潜在的な高血圧の患者数となると、もっと多くなります。

血圧の正常な範囲の目安とされる、現代の「血圧の基準値」は、上が１４０（㎜Hg〈水銀柱ミリメートル〉）、下が90（㎜Hg）です。

このいずれかからはみ出す人は、なんと約４３００万人もいると推定されます。日本で、20歳以上の成人の数は、およそ1億人です。

つまり、この基準だと、20歳以上の半数近くが「高血圧」と診断されることになるのです。

しかし振り返ってみると**「血圧の基準値」は、大きく変化しています。**

２０００年までは上が１８０未満は「要医療」ではありませんでした。

ほんの20年前までは上が１８０までは正常な血圧の範囲だとされていたのに、現代では上が１４０を超えると「高血圧」と診断されてしまうのです。

基準値が下がれば、当然、患者数は増加します。

一説によると、基準値が「10」下がると、患者数は１０００万人も増えると言われています。

実際に、私が運営する、中医学をベースとした治療院に来られる患者さんも「高血圧」と診断された人が、近年では9割に達しているのです。

薬を常用する前にできることはある

高血圧の最大の特徴は、自覚症状がないことだと言われます。

気づかぬうちに、深刻な状態に陥り、いつ、脳梗塞や心筋梗塞を起こすかわからない。

だから、血圧を下げる薬は一生飲み続けないといけない。

医師の診断を仰ぐと、ほとんどがそう言われるはずです。

そして、一種類だけでなく何種類もの降圧剤を飲んでいる人も少なくありません。

でも、これまで私が『目は1分でよくなる!』『耳は1分でよくなる!』『自律神経は1分で整う!』『鼻は1分でよくなる!』(すべて自由国民社)などの著書で繰り返しお伝えしてきたように、薬の飲み過ぎは、カラダが持つ「どんどんよくなろう！」とする自然のパワーを押さえこんでしまいます。

実は、世界中で生産されている降圧剤の、およそ5割を日本人が消費していると言われています。

薬には、急な症状を改善する効果があります。

もちろん、薬が必要なケースもあるでしょう。

でも、どんな薬でも副作用のリスクは必ず存在します。

単なる痛み止めでも、便秘の解消薬でも、そして降圧剤でも同じです。

何種類もの薬を、指示通りにまじめに「朝、昼、晩」と飲んでいる人ほど誰にでも備わっている自然治癒力のジャマをして、知らず知らずのうちに、ほんとうの健康から遠ざかってしまうのです。

特に、降圧剤には「血圧を下げる＝血流を抑える」という働きがあります。

そのため、特に目や耳、そして脳などの、細かい血管が集まっている部位に血液が届きにくくなります。

必要のない薬をやめたら、よく見えたり聞こえたりするようになった、さらにカラダがすっきり軽くなった、物忘れがなくなったという人が多いのも納得できるでしょう。

私はこの本を通じて、

「血圧を下げる方法は、薬以外にもある」

ということを、皆さんにお伝えしたいのです。

自然なカタチで血圧を下げよう！

運営する治療院で、私が「薬を減らそう」と提案すると、大抵の方は「薬をやめたら、脳卒中や心筋梗塞になってしまうのでは…」と心配します。

しかし、繰り返しお伝えしているように、薬は急性の症状を押さえるために使用するものであり、一生飲み続けるものではありません。

もし、急に血圧が上がったり、最高血圧が１８０を超えたりして対応が必要となったとしましょう。

そんなときは降圧剤を使用するのはもちろん、その原因を排除しなくてはなりません。

降圧剤を飲み続けることよりも、病気の原因をなくしていくことのほうが、イキイキと健康であり続けるためには重要なはずです。

私は「血圧が高いままだと、脳卒中や心筋梗塞になる」というより「脳卒中や心筋梗塞になる要因があるから血圧が高くなっている」のが、高血圧の状態だと考えます。

ですから「いつ、血管が詰まったり、破れたりするかわからない」と不安を抱えて薬を飲み続けるのであれば、血管をしなやかに保ち、血流を促すように心がけて、薬を減らしていくほうがいい。

そのためにできるのが、この本でご紹介する、ストレッチやツボ押し、そして生活習慣を整えることなのです。

今すぐ、高血圧の薬をきっぱりやめる必要はありません。

薬を飲まないことに不安を感じるのであれば、まずは本書でご紹介するストレッチやツボ押しを試してみましょう。

少しでも体調がよくなったり、血圧の数値が下がったりしたら、少しずつ薬を減らしていけばいいのです。

一般的に「老化」だからしかたないと考えられている、老眼や聞こえの悪さでさえ、カラダが本来持つパワーを高めてあげれば、何歳になっても改善します。

血圧も同じです。

「高血圧」と診断されたから、一生、降圧剤を飲み続けなければならないわけではないのです。

私は、一人でも多くの人が、この本によってカラダの底力を活性化させ、血圧を安定させて元気に過ごしてもらいたいと願っているのです。

目次

はじめに

4300万人が「高血圧」で悩んでいる？　2
薬を常用する前にできることはある　4
自然なカタチで血圧を下げよう！　7

第1章　あなたの知らない「高血圧」の正体とは　17

そもそも「血圧が高い」ってどういうこと？　18
血圧はさまざまな原因で上がる　20
血圧の基準値はたった8年間で40も下がった！　24

高血圧のままだとどうなってしまうのか？ 27
脳梗塞は低血圧のほうがなりやすい？ 29
最高血圧と最低血圧の差に意味はある？ 32
コレステロールはほんとうに血圧に悪い？ 34
「血管年齢」ばかりを気にしすぎない 38

第2章 もう薬に頼らない！ 血圧は自然に下げられる！ 43

WHOが新たに認めた東洋医学 44
血圧は自然なカタチで下げていこう 47
病気は「薬で治すもの」ではない 49
どんな薬にもメリットとリスクの両方がある 52
薬に頼ると「自立度」が低下する？ 55
医者が休むと死亡する人が減る？ 57

あなたが飲んでいる降圧剤はどの種類？　60
血管は自分で血圧を調整できる！　64
降圧剤を勧められたらやるべきこと　66

第3章　今野式1分で効果が出る「血圧降下ストレッチ」　69

なぜストレッチで血圧が下がるのか？　70
オススメのストレッチルーティン　72
［基本の血圧降下ストレッチ］
穴あきペットボトル呼吸法　74
気づいたときに深呼吸　78
ぴょんぴょんジャンプ　80
ひざ蹴りもも上げ　82
どすこい壁押し　84

上段構え面打ち　86
［スキマ時間にできるストレッチ］
手首足首のおじぎ、パタパタ　88
一人腕ケンカ6秒　90
グーパーじゃんけん　92
バスタオル絞り　94
足のドラム運動　96
手のひら乾布摩擦　98

第4章　みるみる血流がよくなる10のツボ押し　101

血流を促し血圧を下げるスイッチがツボ　102
特に血圧降下に効果がある3大ツボ　105
原因を改善し血圧を下げる全身のツボ　108

第5章　血圧は生活習慣で改善される　117

体重を1キロ減らすだけでも血圧は下がる　118
「塩」を減らしても血圧は下がらない　122
天然塩ならどんどん食べても大丈夫　125
砂糖の取りすぎを控えて血管をしなやかに保つ　128
脂肪を減らして血圧を下げる食べ物とは？　131
たんぱく質で丈夫な血管をつくる　133
抗酸化物質で一酸化窒素（NO）を守る！　135
タバコは絶対やめるべき！　138
お酒はほどほど、適量ならOK　141
夏でも積極的に湯船につかろう　144
熟睡できないときは気にせずに横になる　146
自分なりのストレス解消法を探そう　149

第6章　血圧が下がると人生も若返る　153
自分で血圧を測ってみよう　154
人には「自分にあった血圧値」がある　156
母は血圧が下がったら認知症も改善した　158
「このままほおっておくと大変なことになりますよ」は信じない　162
カラダの不調を年齢のせいにしない　165
おわりに
人間は体の中に100人の名医を持っている　167

第１章

あなたの知らない「高血圧」の正体とは

そもそも「血圧が高い」ってどういうこと？

あなたは「血圧が高い」と聞くと、どんな状態をイメージするでしょうか。

「定められた基準より数値が高い」こと？

それとも「ほうっておくと、脳卒中や心筋梗塞で突然死する」寸前の状態？

まずはここで、

「血圧が高い」

というのはどういうことか、カンタンにご説明しましょう。


私たちのカラダを形づくる細胞一つ一つは、血液に乗って運ばれてくる酸素と栄養を必要としています。

頭の先からつま先まで、カラダ中にくまなく血液を送り出すために、心臓はポンプのように圧力をかけて血液を送り出します。

このとき、血液が血管の壁を押す圧力が血圧です。

心臓から動脈に送り出された血液は、酸素と栄養を細胞に届け、二酸化炭素と老廃物を回収して、静脈を通って戻ってきます。

戻ってきた血液は肺に送られ、二酸化炭素と酸素を交換して、再び心臓に流れ込みます。

心臓をスタートした血液が、体内を1周して戻ってくる時間はおよそ30秒。

毛細血管を含めた、全身の血管をつなぎ合わせると、10万キロメートルもあると言われています。

これは地球のまわりをおよそ2周半するのと同じ距離ですから、どれほど速いスピードで血液が体内をめぐり、血管に圧力がかかっているのかがわかるでしょう。

心臓は、ポンプのように収縮と拡張を繰り返し、全身に血液を送り続けます。

心臓が血液を動脈に送り出すとき、圧力は最大になります。

このときの血圧が一般的に**「最高血圧（上の血圧）」**と言われる**「収縮期血圧」**です。

そして、心臓が血液を再びため込むとき、血管にかかる圧力は最も小さくなり**「最低血圧（下の血圧）」**、つまり**「拡張期血圧」**と呼ばれます。

「血圧の高さ」は、心臓が血液を押し出す力に対して、血液がどのくらい流れやすいかで決まります。

血液の量が同じだとすれば、血管が固くなったり収縮して狭くなったりすれば血圧が高くなります。

反対に、血管がしなやかで十分な幅があれば、血圧は低くなるのです。

血圧はさまざまな原因で上がる

血圧の数値は、1日の間で50や60は、普通に上下していると言ったら、驚く人も少なくないでしょう。

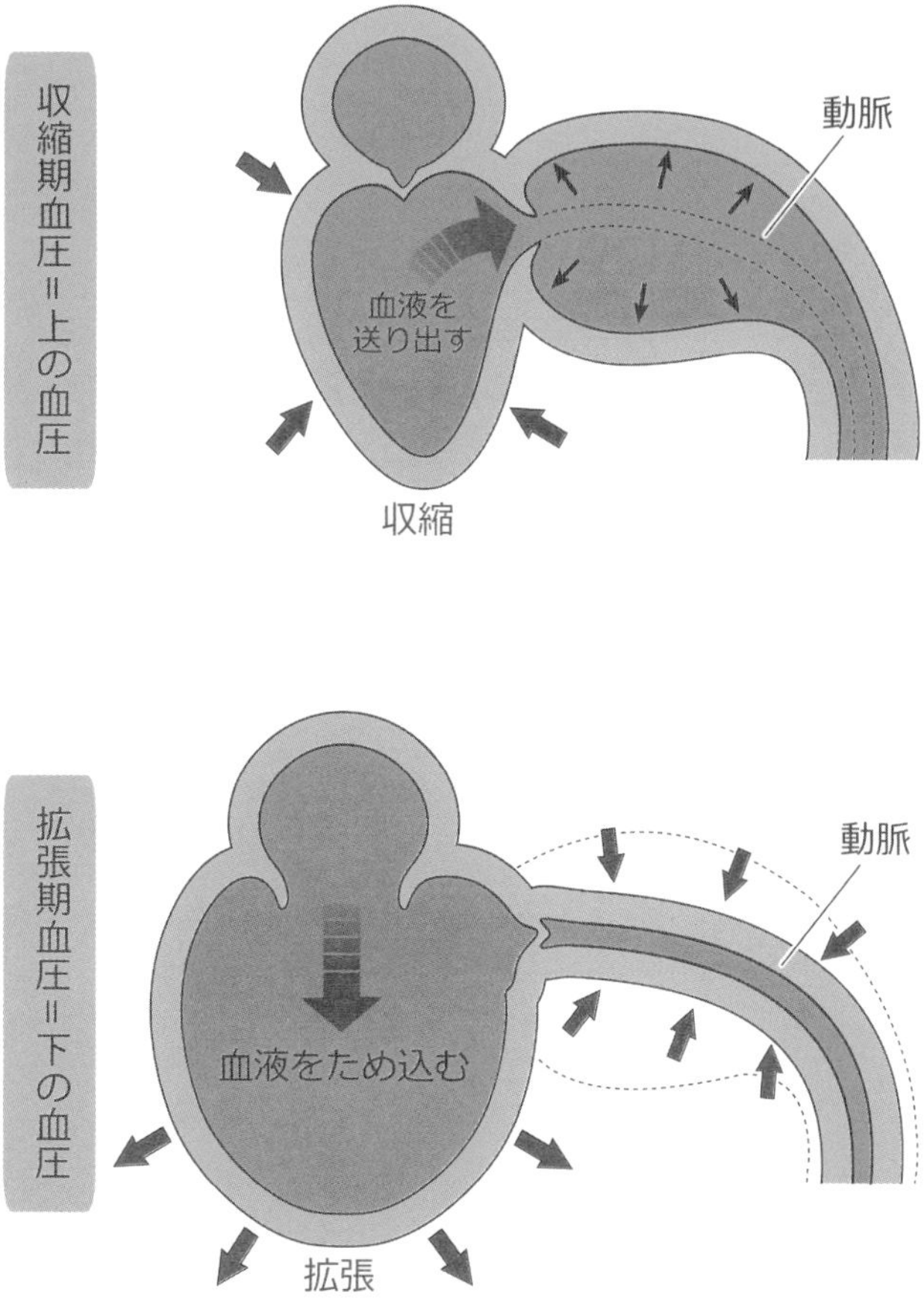
収縮期血圧＝上の血圧
動脈
血液を
送り出す
収縮
拡張期血圧＝下の血圧
動脈
血液をため込む
拡張

まず、血圧には1日のリズムがあります。寝ている間は最も低くなり、朝、起きる前や起床後に、その日の活動に備えて高くなります。

そして、夕方から夜にかけて再び低くなるのです。

朝起きたあと、バタバタと家事などを済ませて、出かける直前に測るのと、夜寝る前に測るのでは、それだけでも数値は10〜30は変わるでしょう。

このリズムには、血圧をコントロールしている**自律神経**が関わっています。

自律神経とは、呼吸、血液の流れや消化など、意識せずに行うカラダの働きを司る神経です。

自律神経には、**交感神経**と**副交感神経**があり、交感神経は、カラダが活動するときや日中に活発になり、副交感神経は、リラックスしているときや夜間に活発になります。

激しい運動をしたりストレスを感じたりして、交感神経が活性化されると血圧は高くなります。

一方で、ゆっくりくつろいだりぬるめのお風呂に浸かったりしているときは副交感神経が活性化されて血圧は低くなるのです。

さらに、血圧はさまざまなカラダの状況に応じて上がったり下がったりします。

トイレをガマンしたり、急にしゃがみこんだりしただけでも血圧は上昇します。

また、寝不足で体調がすぐれないときや、満員電車に乗ってストレスを感じたときも、血圧は上がります。

暗算を30秒するだけで、血圧が30上がるとも言われています。

あなたがいつも血圧を測るのはどんな状況でしょうか。

あちこち買い物に歩き回って、重い荷物を抱えて立ち寄ったドラッグストアで測っていますか。

それとも、仕事をあわてて片付け、時間に間に合うようにとあせって病院に行き「血圧、高いって言われるんじゃないかな?」と心配しながら測っているでしょうか。

高血圧の治療ガイドラインには、**血圧は「少なくとも15分以上安静にしたあと」に測定する**よう推奨されています。

でも、横になってしばらく休んだあとに血圧を測っている人はほとんどいないでしょう。

つまり、あなたが測った血圧は、ほんらいの数値とはかけ離れている可能性が十分あるのです。

血圧の基準値はたった8年間で40も下がった！

では、いったい血圧はどのくらいの数値が適切なのか、ここでお話ししましょう。

近年、「血圧の基準値」は、上が１４０／下が90とされています。

これはつまり、最高血圧が１４０を超えたり、最低血圧が90を超えたりすると「高血圧」と診断されるということです。

実は、２０００年までは「高血圧」と診断される血圧の基準値は１８０でした。

ところが、その後8年間で、40も低い140まで段階的に引き下げられて現在に至ります。

1960年代後半に医学部で使われていた『内科診断学』では、血圧の基準値は「年齢プラス90」とされていました。

上の血圧が「年齢プラス90」以下であれば、正常だと見なされていました。50歳なら140、60歳なら150、70歳なら160、そして80歳なら170までは、問題なしだったのです。

さらに「年齢プラス90」が基準値であったということは「年齢を重ねることに、少しずつ血圧が高くなるのは自然なこと」だと考えられていたと言えるのではないでしょうか。

年齢を重ねれば、誰でも少しずつカラダは変化します。

50歳になっても60歳になっても、20歳のときと同じコンディションで過ごせる人はいないでしょう。

血管も、年をとると少しずつ柔軟性や弾力性を失います。

すると、心臓は「全身に血液をめぐらさなければ！」と強く押し出すようになり、血圧は高くなっていくのです。

また、2000年までは、上が180、下が105までの範囲であれば、3か月は様子をみるという治療が主流でした。

そして、その間、いつ測っても（上）160／（下）95を超えていたら、初めて降圧剤を用いることになっていたのです。

このことからも私は、早急に対応が必要なのは、血圧の数値が180以上が続いたり急激に高くなったりしたとき、もしくはめまいや動悸を感じるときだと考えているのです。

高血圧のままだとどうなってしまうのか？

ほとんどの人は「血圧が高いままだと、脳卒中や心筋梗塞になって突然死する！」と心配します。


確かに、血圧が高いと心臓と血管に負担がかかります。

そんな状態が続くと、カラダにどういうことが起きる可能性があるかを、ここで見ていきましょう。


まず、血圧が高い状態が続き、血液を送り出すために、常に大きな圧力が必要となると、心臓の壁が厚くなる**「心肥大」**が起きる可能性があります。

心肥大が進むと、心臓のポンプ機能が衰える**「心不全」**になりやすくなるでしょう。

また年齢を重ねると、誰でも動脈の壁が厚くなったり固くなったりする**「動脈硬化」**が起きますが、高血圧のままだと悪化しやすくなります。

そして動脈硬化が進むと、最終的に**「脳卒中」**や**「狭心症」「心筋梗塞」**のリスクが高くなるのです。

しかし、皆さんが心配している脳卒中や心筋梗塞を引き起こす「危険因子」は高血圧だけではありません。

肥満、喫煙、バランスの乱れた食事など、さまざまな要因が重なりあって病気を生み出します。

また、こうした病気の主な要因である「動脈硬化」は、実は0歳の時点ですでに始まっているとわかっています。

病気を発症するのは、数十年の年月を経て、じわじわとカラダの中で進行してきた結果なのです。

血圧が高いままでいたからといって、すぐに脳卒中や心筋梗塞で倒れてしまうわけではありません。

また、高血圧だから脳卒中や心筋梗塞になるのでもないのです。

正しくは「脳卒中や心筋梗塞になる要因があるから血圧が高くなっている」ことをわかっていただきたいのです。

脳梗塞は低血圧のほうがなりやすい？

さまざまな病気を引き起こすと信じられている高血圧。
でも実は、特に高血圧が関連していると考えられている脳卒中は、低血圧のほうがなりやすいという説があります。

「脳卒中」には、大きく分けて3つの種類があります。

①脳の血管が詰まる「**脳梗塞**」
②脳の血管が破れて出血する「**脳いっ血**」

③脳の血管にできたコブが破れてくも膜という髄膜の下に出血する**「くも膜下出血」**

日本では、１９８０年ころまで30年近く「脳卒中」が死亡原因の１位を占めていました。

そのため「死に直結する病気」として非常に恐れられていたのです。

しかし現代では、脳卒中は、ガン、心疾患に次ぐ、３位にランクダウンしています。

またかつては、脳卒中で死亡する人のほとんどは「脳いっ血」でした。

栄養状態がよくない時代は、血管がもろく脳いっ血になりやすかったからです。

しかし、食生活が変化したことから、１９７０年代半ばから脳梗塞による死亡者が脳いっ血を上回るようになっています。

そして、近年では多くを脳梗塞が占めるようになっているのです。

人間のカラダは、血栓ができると血管を詰まらせないよう、自然と血圧を上げて押し流そうとします。

それなのに、治療で血圧を下げてしまうとよけい詰まりやすくなる。

そう考える人も少なくないのです。

私も実は、その意見に賛成しています。

人間のカラダは、不具合があると自分で修復しようとします。

私たちには、カラダを正常に機能させようとする、とてつもない力が備わっているからです。

一人一人が持つ、自然治癒力を高めてあげるだけで、驚くほどの変化が起きるのを、私は毎日のように目にしています。

そのため、**高血圧という症状もムリに押さえ込むのではなく、せっかく持つカラダのパワーを存分に発揮できるようサポートしてあげれば、間違いなく改善できると考えているのです。**

最高血圧と最低血圧の差に意味はある？

「上の血圧は正常範囲なんだけど、下だけ90を超えてるんだよね」と心配する人がいます。

また、たとえば「110／80」といったように、上下の幅が狭かったり、「150／80」のように、差が大きいと「何か、問題が起きているのでは？」と気にする方が少なくありません。

さらに年齢を重ねると、上の血圧は高いままなのに、下の血圧だけ極端に低くなることがあります。

上下の血圧の差を**「脈圧」**と呼びます。

いくつかの例外はありますが、一般的に**「脈圧」が小さいほど、血管に柔軟性や弾力性が備わっている**と考えられています。

心臓から押し出された血液は、大動脈が受け止めて膨らみ、もとの太さに戻ろうとする勢いで抹消の血管に押し流されます。

つまり、血管がしなやかであれば、心臓からの血液をクッションのように受け止めるため血圧のピークが下がり、またもとに戻る力が大きいので、下の血圧が維持されて「脈圧」が小さくなるのです。

このことから、より血圧に注意を払ったほうがよいのは、脈圧が大きい人と言えるでしょう。


下の血圧がどれだけ低くても、上の血圧が高く脈圧が大きい人は「平均すれば低いんだから大丈夫」などと安心してはいけません。

下の血圧の数値にかかわらず、脈圧が70以上ある場合は、動脈硬化が進み血管がもとに戻る力が弱くなっている可能性があるからです。


ただし脈圧が小さくても、気をつけるべきケースがあります。

それは、**下の血圧が高めの人**です。

詳しい説明は省きますが、血圧の平均は、

下の血圧＋（上の血圧－下の血圧）÷3

で算出されます。

たとえば、上が１６０／下が１００の人の平均は１２０。

上が１８０／下が60の人の平均は１００となります。

平均血圧は、単純に上と下を足して2で割るわけではありません。

この計算式からはどちらかというと、下の血圧に近い数値が導き出されるのがわかるでしょう。そのため、下の血圧が高い人は、平均が高くなる傾向にあります。

つまり脈圧が小さくても、下の血圧が高めの場合、平均値も高くなるからです。

コレステロールはほんとうに血圧に悪い？

「コレステロール値が上がるから、卵は好きなんだけど1日1個にしてます」

という患者さんが少なくありません。

コレステロール値が上がると、血管の中にたまり、動脈硬化を促進すると言われているからでしょう。そのため、血圧が高いとわかると多くの医師は、卵や肉、そしてイカやエビなどを制限するよう伝えます。

しかし、ほんとうにコレステロールを含む食べものは、血圧が高い人にとって大敵なのでしょうか。

厚生労働省は2015年に、日本人の食事摂取基準からコレステロール値の上限を撤廃しました。

実は、**コレステロールを含む食品を食べても血中のコレステロール値には影響がない**ことがわかってきたからです。

コレステロールは、私たちのカラダの中で、主に肝臓でつくられています。

なぜならコレステロールは、細胞の膜やホルモンの材料であり、人間が生きていくために欠かせないものだからです。

そのため、体内で必要量の70～80％が合成され、あとは食品から摂取するコレステロールで補っているのです。

また私たちのカラダは、食べものからたくさんのコレステロールを摂取すると、肝臓での合成を減少させます。

反対に、外から摂取するコレステロールが少ないと、体内で合成を増加させてうまくバランスをとっているのです。

動脈硬化が起きている人の血管を調べると、確かにコレステロールが固まりとなってはりついています。

でも、だからといって、すぐに「コレステロール＝悪者」と決めつけることはできません。

なぜなら、血管を修復しようとしてコレステロールが集まってきたという見解もあるからです。

私は、コレステロール自体は、血圧が高い人でも意識して減らす必要はないと考えています。

ただし、体内では活性酸素とコレステロールが結びつくと酸化して血管壁に吸収されやすくなります。

そのため、カラダが酸化しやすくなる、不健康な生活を送っているとコレステロールが体内で悪者に変わってしまうのです。

活性酸素は、日常的な呼吸で取り込んだ酸素からも一定の量は生まれますから、完全に避けることはできません。

しかし、酸化した油分を多く含む加工食品を減らしたり、タバコを吸うのをやめたりするだけで、大幅に活性酸素の産生は減少します。

後ほど**5章でご紹介する生活習慣を実践すれば、卵などのコレステロールが高いと言われる食品も、ガマンして制限することなく食べても大丈夫**なのです。

「血管年齢」ばかりを気にしすぎない

近年、テレビなどでよく**「血管年齢」**が話題になっています。

「血管年齢」とは、血管の老化具合を年齢に当てはめたものです。

ここで「血管年齢」を表す血管そのものについて、カンタンにご説明しましょう。

動脈の壁は3層構造で、外側から順に「外膜」→「中膜」→「内膜」となっています。

このうち「中膜」は「平滑筋」という筋肉で構成され、平滑筋が伸縮することによって、血圧は正常に維持されています。

平滑筋の内側の血液に接する部分、「内膜」は、肌の表面が表皮でおおわれているように、薄い細胞膜である内皮細胞がびっしりと敷き詰められて、血管を守っています。

病院で「血管年齢」を調べるときは、心臓から送り出された血液を受け止める動脈にセンサーを当てて、その変化を記録して数値化します。

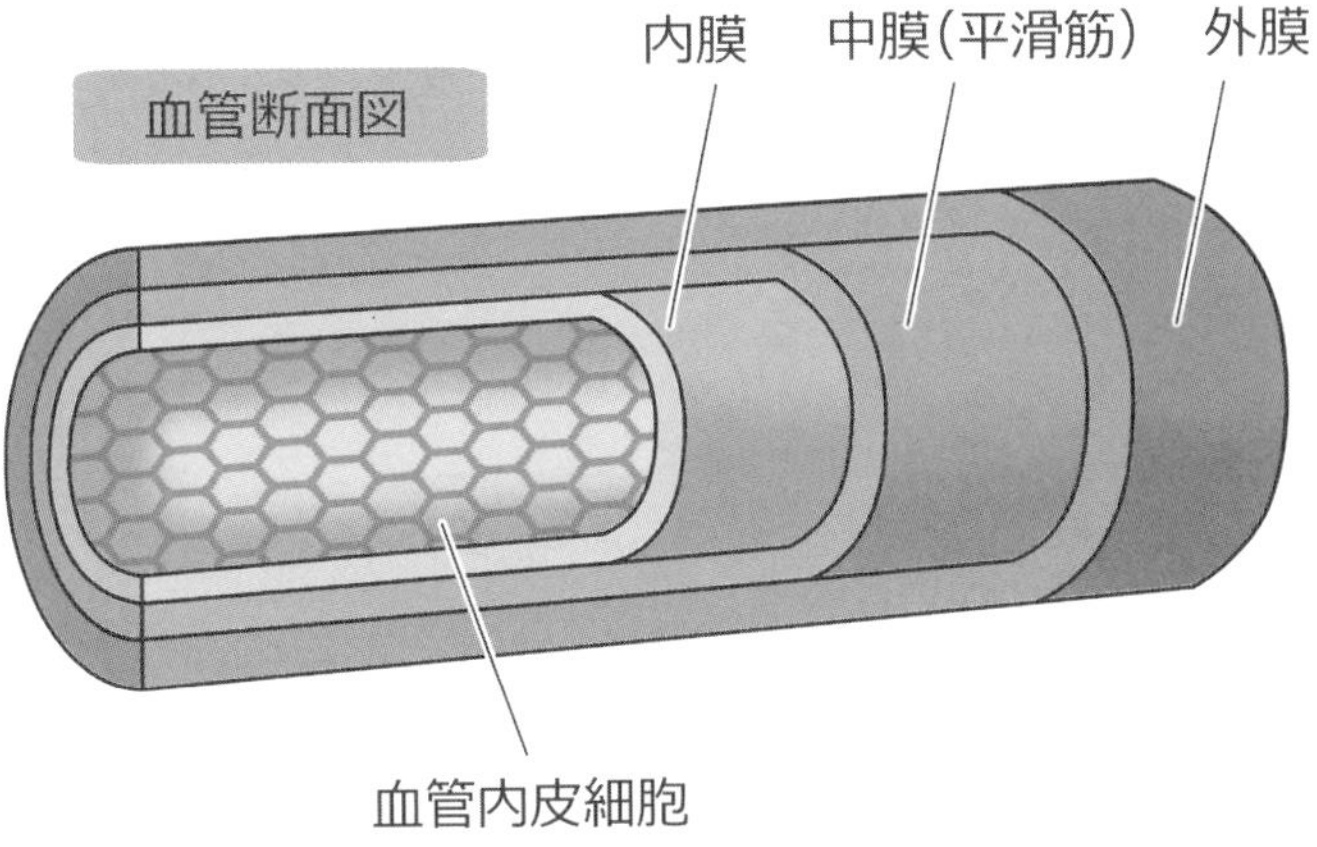
血管断面図
内膜
中膜（平滑筋）
外膜
血管内皮細胞

つまり、平滑筋による血管のしなやかさを中心に年齢を割り出すのです。

高血圧が長い期間続くと、内膜が傷つき血栓などができやすくなるのに、「血管年齢」を測るときは、内膜がどうなっているかは過小評価されがちです。

また、インターネットやドラッグストアなどでの診断は、血管の状態に悪影響を及ぼす生活習慣についての質問を中心に、血管年齢を判断するものが主流のようです。

そのため、**実際には血圧が注意を必要とするほど高いのに「血管年齢が年齢よりも10歳も若かった！」ということがあり得る**のです。

血管年齢などの数値は、あくまでも参考程度にとどめましょう。

それよりも、もっと自分のカラダに注意を払ってあげてください。

数多くの患者さんの話を聞く中で、なにか症状が現れたり大きな病気が見つかったりする前には、必ず、

・なんとなく、だるさが抜けない

・最近、疲れやすい
・がんばりがきかなくなった

といった状態を実感されていることがわかっています。

そして「もう、歳だから」「しかたない」とそのままにしておいた結果、もっと具合が悪くなってしまうのです。

カラダのちょっとした変化に気づき、この本でご紹介しているストレッチやツボ押しなどでこまめに不調を解消してあげましょう。

そうすることで、健康な状態を長く維持してイキイキと過ごすことができるのです。

第2章

もう薬に
頼らない！
血圧は自然に
下げられる！

ＷＨＯが新たに認めた東洋医学

私が治療のベースにしている中医学を含む東洋医学は、西洋医学に比べ「古くさい」「遅れている」と思う人も少なくありません。

しかし東洋医学は、２０１８年６月、ＷＨＯ（世界保健機関）が定める世界の医療保険統計の基盤である「国際疾病分類」の改訂版に「伝統医学」としてつけ加えられました。

これは、どういうことかというと**「世界的に東洋医学の必要性が認められた」**ということなのです。

これまで西洋医学の進歩により多くの人の命が救われてきました。

１９４０年代と比べ、現代では出産で命を落とす女性は40分の１になりました。

また、１９５０年ごろまでは「国民病」と恐れられていた結核や肺炎なども、抗生物質の治療で激減しています。

さらに、麻酔薬の進歩によってさまざまな手術が可能になり助かる命も増えました。

しかし、現代では人々が暮らす環境が大きく変化しています。

戦前は、家事一つとっても大変な重労働でしたから、運動不足に悩む人などいなかったでしょう。

生活が豊かになり医療技術が進歩した反面、以前にはなかった慢性の病気が増加しているのです。

高血圧や糖尿病などのような慢性病と呼ばれる疾患は、下痢や嘔吐などの急性の症状に対処するのとは異なります。

下痢をしたら、原因となる細菌を退治すれば治ります。

でもたとえば「血圧が高い」という状態から、血圧を下げても「高血圧が治った」わけではないのです。

血圧が下がっても「血圧が高かった原因」は排除されていないからです。

つまり、現代の医学では、慢性病に対処するのはなかなか難しいのです。
そこで**「不調の原因を解消する」**東洋医学に注目が集まっているのでしょう。

また、現代の医学はあまりにも細分化されすぎています。
皆さんも、たとえば「咳が止まらない」といったときに病院に行こうと思っても、「内科」に行けばいいのか、それとも「呼吸器内科」「呼吸器外科」がいいのかなど、診療科がたくさんありすぎて「いったいどこに行けばいいの？」と迷ったこともあるはずです。

しかも、体調不良はカラダの一部分だけ切り取ったようになることは少ないもの。
咳が止まらないときは、鼻水も出ていたりするかもしれませんし、もしかしたらお腹の調子が悪い日が続いていたかもしれません。
人間をパーツ別に診るのではなく、カラダ全体で判断することが置き去りにされてきた結果、WHOが**「人を全体で診る」**東洋医学の必要性を認識したのでしょう。

東洋医学では、体質を改善したり自然治癒力を高めたりすることで、健康に導きます。

東洋医学は決して、時代遅れの治療法ではありません。

むしろ西洋医学で足りないところを補うために、今こそ求められているのです。

血圧は自然なカタチで下げていこう

東洋医学の病気へのアプローチの最も大切なポイントが**「養生」**という考え方です。

「養生」という言葉の意味は、健康に気をつけ、病気にならないように努めること。

東洋医学での「養生」は、予防に加え、さらに、病気の症状だけを対象とするのではなく、一人一人の生理機能を改善して健康に導くことを意味します。

江戸時代の儒学者、貝原益軒《かいばらえきけん》は病弱だったにも関わらず、中国の医書を研究して実践、83歳までの長生きと健康を実現しました。

その実体験をもとに書かれたのが『養生訓《ようじょうくん》』です。

『養生訓』では、運動、栄養、休息を過不足なく生活することを中心として、医者と薬の効能と害についても述べられています。

栄養状態などはともかく、私たちのカラダの機能は当時となんら変わることはありません。

つまり『養生訓』で言われていることは、現代でもそのまま通用すると言えます。

東洋医学では、高血圧についても「養生」すれば改善すると考えます。

「血圧が高い」といった症状だけを抑え込むのではなく、血圧が高くなってしまったライフスタイルを見直すことで、根本からよい状態に導くことができる。

血圧は、薬に頼らなくても自然なカタチで下げることができるのです。

現代の医療や薬などは、起きた症状をその場で抑えるのには非常に役立ちます。

しかし、そのおかげで多くの人は「病気になってしまった生活」を見直すことを怠りがちになってしまいました。

私はこれまでの著書で、繰り返し自然治癒力を高めることの重要性と、そのための生活改善を提案してきました。

血圧についても同様です。

特に血圧が高い場合は、すぐに薬を飲むことしか選択肢がないと考える人に、そのほかの可能性を、本書でお伝えしていきたいのです。

病気は「薬で治すもの」ではない

日本では「病気は薬が治してくれる」と信じている人がたくさんいます。

そのため、ちょっと風邪をひいたからといって、薬局で風邪薬を買ったり、病院に行って薬をもらったりします。

むしろ、風邪で病院に行って「あったかくして寝てれば治りますよ」と帰されてしまうと「あの先生はていねいに診察してくれなかった」「薬も出してくれなかった」と、ヤブ医者扱いをされてしまうことも少なくありません。

ところが実は、風邪薬では風邪を治すことはできないのはご存知でしょうか。なぜなら「風邪薬」として病院でもらうのは抗生剤だからです。

風邪は、そもそもウイルスに感染して起こる症状です。抗生剤は細菌に対抗する薬であり、ウイルスには効果がないのです。

もちろん、のどの痛みや熱などを緩和する、痛み止めや解熱剤といった薬を飲めば、いくらか症状はやわらぐでしょう。

しかしそもそも、のどの痛みや熱などの症状を引き起こした原因であるウイルスはそのままなのですから、あまり意味がないと言えます。

同じように「頭が痛い」ときは頭痛薬、胃がもたれたら胃薬、そしてお腹がゆるくなったら下痢止めなどを飲んで「治った！」と思っても、実はいっとき症状が抑えられただけ。

根本となる原因には対処していないのです。

それなのに、

「また、痛くなったら薬を飲めばいい」

と原因については考えることをしなくなり、そのまま放置してしまう。

その結果、もっと重大な症状を引き起こすことが少なくないのです。


皆さんがほんとうに求めているのは「薬を飲んでラクになる」ことではなく**「薬がいらない健康なカラダ」**のはずです。

そのために、健康に生きるための十分な力を、きちんと発揮できるようにしてあげてほしいのです。

どんな薬にもメリットとリスクの両方がある

薬は「頭痛がするから頭に」「お腹が痛いからお腹に」と、悪いところだけに効果を及ぼすわけではありません。

血液にのって全身に運ばれ、カラダ中の健常な細胞すべてに働きかけますし、それが原因で別の症状を引き起こすことさえあります。

つまり**薬を飲むと、つらい症状に働きかける「作用」だけでなく「副作用」が起きるリスクも必ずある**のです。

身近な例でお話ししましょう。

たとえば、目のかゆみや鼻水などの花粉症の症状を抑える「抗ヒスタミン薬」を飲んだとしましょう。

この薬は、花粉の刺激によって増加する「ヒスタミン」の作用を弱めるよう働きます。

しかしヒスタミンは、花粉症の症状を悪化させる一方で、頭をすっきりと目覚めさせ集中力を高めるために必要な体内物質でもあります。

ですからよく「花粉症の薬を飲むとぼーっとする」「眠くなる」という人が多く、服用後の運転などが禁止されているのです。


実は、**薬が起こす化学反応は、医師でも正確な予測をすることが難しい**のです。

なぜなら、一つの症状に対してもさまざまな製薬会社から出されている複数の種類の薬があり、少しずつ成分が違うからです。

さらに薬の副作用は、使用する人の体質や体調によって弱く出ることもあれば強く出ることもあります。

また、一つの症状に1種類の薬だけを出されることはまれでしょう。

風邪で病院に行ったときですら、抗生剤、解熱剤、痛み止めなど数種類を処方されますよね。

複合して摂取したときのリスクは計り知れないものがあります。

どんなに名医でも、とてもすべての場合の、副作用を見越すことはできないのです。

2018年になって、厚生労働省はやっと、**特に高齢者は多剤服用によって、記憶力低下、めまいやふらつき、抑うつ、食欲低下などの症状が起きる**と指摘しています。

実際に、私の治療院に来られる患者さんたちでも「ものが見えにくくなった」「聞こえにくくなった」といった症状だけでなく「物覚えが悪くなった」「歩くのがつらい」という状況が、複数飲んでいた薬をやめただけで、驚くほど改善するケースが少なくありません。

人のカラダの状態は千差万別です。

また、薬の種類も膨大で、さらに組み合わせたときの反応は未知数です。

薬を飲むのは、こうしたリスクをすべて承知したうえで、どうしても今すぐ解消したい症状があるときだけにするべきでしょう。

また、1週間飲み続けて急な症状が治まったら、根本原因に目を向けて改善するようにしていただきたいのです。

薬に頼ると「自立度」が低下する？

降圧剤を使用していた人、いなかった人で、死亡率だけでなく「人の助けを借りずに身の回りのことができるかどうか」の自立率まで14年間追跡した調査があります。

現在は滋賀医科大学特任教授である上島弘嗣氏らが行った「ＮＩＰＰＯＮ研究」という この調査では、亡くなった人は「自立していない」に分類されて数値が算出されています。

この調査によると、**最大血圧がいくつであっても、降圧剤を服用しなかった人は服用した人よりも14年後の自立度が高かったのです。**

最小血圧についても同様です。

下の血圧が１００以上、さらには１１０以上あっても、降圧剤を使用して１００や90未満に抑えた人よりも、薬を服用しなかった人のほうが14年後の自立率が高かったのです。

これは「60歳以下」「60〜70歳」「71歳以上」とどの年代にも共通していた結果です。

さらにもう一つ、興味深いデータがあります。

2000年に「血圧の基準値」が大幅に改定されたときに参照されたと言われている「HOT研究」という調査があります。

「HOT研究」は、スウェーデンの降圧剤メーカーのアストラ社が中心となって行われました。

この調査では、下の血圧が100〜115の患者さんたちに対し、目標血圧を90、85、80の3段階に分けて降圧剤の投薬を行いました。

結果は確かに、下の血圧を低くコントロールした順に、心筋梗塞になった人の割合は少なくなりました。

目標の血圧が90だった人よりも85、さらに80だった人のほうが心筋梗塞になりにくかったのです。

しかし、この調査をもっと深く読み解くと、別の側面が見えてきます。

『高血圧は薬で下げるな!』(角川oneテーマ21)の著者、浜六郎氏によると、「心筋梗塞になった人数」は、確かに血圧を低く抑えた人のほうが少なくなったけれども、反対に、心筋梗塞も含めたほかの病気で「死亡した人数」は、血圧が高い人ほど少なくなった、というのです。

つまり、血圧を下げる目標値が80だった人たちの死亡率がダントツに高く、次が85、そして一番死亡率が低かったのが目標値が90の人たちだったということです。

下の血圧を80に下げようとしたら、降圧剤の用量を増加したり、いくつもの薬剤を追加したりしなければならないはずです。

つまり、**降圧剤の種類や量が多ければ多いほど、血圧は下がるかもしれないけれども、最終的に病気にかかって死亡する確率が高くなったのです。**

医者が休むと死亡する人が減る？

医者は、難関の国家試験を通ってきた医療のプロです。

でも、私たちのカラダは、人間として同じ生理機能を持っているとしても一つとして同じものはありません。双子の兄弟で、同じ家庭で育ったとしても、検査をして同じ数値が出てくることはないでしょう。

ここでなにが言いたいかというと、たとえプロフェッショナルな医師の診断でも、それが唯一の正解であり、医師の言うことはなにがあっても従わなければならないわけではないということです。

ここで面白い統計をご紹介しましょう。

1973年に、イスラエル全土で病院がストライキを起こしました。

そのため、診断できる患者数が6万5000人から7000人に激減。

このときイスラエルでは、大パニックが起きたのかというと、実はそうではありませんでした。

病院のストライキは1か月続き、なんとその期間中の国内の死亡率が50％も減少したというのです。

実は、日本でも同じようなことが起きています。

２００６年に北海道の夕張市が、３５３億円の巨額の赤字を抱えて破綻しました。

それまで夕張市には、ベッド数が１７１床もある総合病院が一つありました。

でも、市が破綻を表明後、小さな診療所が一つ残されただけとなり、救急病院もなくなったそうです。

入院できるベッドの数が19床と、規模としては10分の１になってしまったのです。

このケースも、患者さんが病院に押しかけて騒動が起きたかというとまったく逆だったと言います。

医療費、救急車の出動回数、そして死亡率、すべてが減少したそうです。

私は、医師や現代の医療が必要でないと言いたいわけではありません。

ただ、**投薬や手術の回数が減ると、死亡に至るリスクも減少する**ということは明らかでしょう。

また多くの医師は、数々のケースの平均値や経験から、一般的に正しいとされる診察と治療の手順を踏みます。

つまり、大抵の診断は「当たらずとも遠からず」であり、あなたの健康状態と治療方法をズバリと見抜いて教えてくれているわけではないのです。

あなたは、ほんの数分会っただけの医師よりも、自分のカラダについてはよく知っているはずです。

どんな状態でありたいから、どんなふうに治療をしていきたいか、自分のカラダに聞いて決めるようにしていただきたいのです。

あなたが飲んでいる降圧剤はどの種類？

ではここで、主な降圧剤の種類と副作用についてご説明しましょう。

カルシウム拮抗薬

血管を収縮させるカルシウムイオンの働きを抑え、平滑筋を緩めて拡張させる薬。

「副作用」＝むくみ、動悸、便秘。

短期的には重大な副作用はみられないものの、すべての細胞の働きに必要なカルシウムイオンを阻害するため、長期的には免疫力を低下させる可能性がある。

ＡＣＥ阻害薬

血管を収縮させるアンジオテンシンⅡをできにくくして、血圧が上がるのを防ぐ薬。

糖尿病や心不全など、合併症のある高血圧の第１選択肢。

「副作用」＝空咳、のどの違和感、むくみ。

ＡＲＢ

血管を収縮させるアンジオテンシンⅡが受容体に結合するのを妨げて血圧を下げる薬。

「副作用」＝めまい、動悸など。

副作用は比較的、軽いと考えられているが、腎機能に問題がある場合は慎重な投薬が必要。

利尿薬

尿として水分とともに塩分を排出し、循環血液量を減らして血圧を下げる薬。

「副作用」＝低カリウム血症、血糖値上昇、痛風。

βブロッカー、αブロッカー

・βブロッカー

心臓の収縮力を抑制し、血圧を下げる薬。

「副作用」＝気管支を狭くする作用があるので喘息の方は禁忌。心不全のある人は悪化させる可能性が高いので慎重に投与。

・αブロッカー

抹消血管を収縮させる作用を阻害して血圧を下げる薬。

「副作用」＝使い始めに、起立性低血圧によるめまい、失神の可能性。


実は医師は、薬の効果については知っていても、よほど熱心に勉強している人以外は、副作用についてはあまり詳しくないのが現状です。

なぜなら、忙しい医師は次から次へと開発される薬の知識をアップデートする時間はあまりありません。

薬の知識は、製薬会社の勉強会などから得ることが多いため、どうしてもメリットに偏りがちなのです。


患者さんも「とにかく先生の言う通り」にするのではなく、疑問を持ったら聞くことができるよう、最低限の知識を身につけておいたほうがいいと私は考えています。

今では、インターネットを調べるだけで、たくさんの薬の知識を得ることができます。

薬の効用だけでなく、副作用もキチンと把握しておくといいでしょう。

血管は自分で血圧を調整できる!

私たちのカラダには、誰でも、どんなときでも何歳になっても、常に「よい状態になろう」という絶妙な働きが備わっています。

血圧にしても同じこと。

近年の研究で、なんと血管の内側にある**内皮細胞《ないひさいぼう》には、血圧をコントロールしたり、傷の修復を促したりする機能が備わっている**ことがわかりました。

この働きを担っているのが「一酸化窒素（NO）」です。

一酸化窒素（NO）の生理機能を発見した、アメリカのカリフォルニア大学ロサンゼルス校のルイス・J・イグナロ博士を中心としたチームは、この研究により1998年にノーベル医学・生理学賞を受賞しています。

血管内皮細胞は、血流が速くなると血管を拡張する物質である一酸化窒素（NO）を産生します。

一酸化窒素（NO）は、血管の平滑筋に働きかけて、血管の筋肉をゆるめて血液を全身にスムーズに行き渡らせます。

その結果、血圧が安定するのです。

さらに一酸化窒素（NO）は、傷ついた血管を修復したり、血栓ができるのを防いだりもしてくれます。

近年では、血管内皮細胞の衰えが動脈硬化を加速させると考えられており、一酸化窒素（NO）は血管内皮細胞の障害を防ぐ効果も高いのです。

つまり、血流がよくなり一酸化窒素（NO）が生み出されると、

血流がよくなる　↓一酸化窒素（NO）がどんどん産出される
一酸化窒素（NO）がどんどん産出される　↓血管が拡張して血流がよくなる

というプラスのサイクルがめぐるようになるのです。

一酸化窒素（NO）を増やすために効果的なのは、なんといってもカラダを動かすこと。運動によって血管内皮細胞の働きが高まり、３か月後には血流が格段に増えたことを示す実験結果もあります。

血圧が気になる方は、ぜひ、次の章でご紹介する**「血圧降下ストレッチ」**を行ってください。

降圧剤を勧められたらやるべきこと

繰り返しになりますが、私は高血圧とは「なんらかの要因があるから血圧が高くなっている」状態だと考えます。

つまりカラダが「異変が起きている」「どこかに悪いところがあるよ」と知らせてくれている信号が「高血圧」という形で現れているのです。

確かに、健康診断で「あなたは血圧が高い」と診断されたら、すぐに何か手を打たなければとあわててしまうかもしれません。

でも、基本的に血圧を下げる薬は、血流を悪くする薬です。

そもそも血液とは、全身の一つ一つの細胞に酸素と栄養を送り届ける重要な役目を持っています。

それなのに、単に数値を「血圧の基準値」に合わせるために降圧剤を服用すれば、カラダの隅々まで栄養が行き届かなくなります。

人工的に血流を抑えるよりも、血管をしなやかにして血圧を下げてくれる一酸化窒素（NO）の分泌を促したり、血圧が上がった原因を一つ一つ解消していくことが先ではないでしょうか。

私は、早急に対応が必要なのは、１８０以上の血圧が続くときや急激に高くなったとき、そして動悸やめまいなどの症状が表れたときだと考えています。

それ以外で「血圧の基準値」から少しはみ出たくらいであれば、まずは本書でご紹介するストレッチやツボ押しなどから始めてみてほしいのです。

もちろん、現在、降圧剤を服用している方がいきなりやめる必要はありません。

ご自身で血圧を測りながら、たとえば、朝晩服用しているなら、どちらかだけにする。

または、毎日飲んでいたのを1日おきにするなど、様子を見ながら少しずつ減らしていけばいいのです。

郵便はがき

料金受取人払郵便

豊島局承認

4482

差出有効期間
2025年10月
31日まで

●上記期限まで
切手不要です。

170-8790

333

東京都豊島区高田3-10-11

自由国民社

愛読者カード　係 行

住所	〒□□□-□□□□　都道府県　市郡(区) アパート・マンション等、名称・部屋番号もお書きください。		
氏名	フリガナ	電話	市外局番　市内局番　番号 (　　)
		年齢	歳
E-mail			

どちらでお求めいただけましたか？

書店名（　　　　　　　　　　　　　　　　　　　　）

インターネット　1. アマゾン　2. 楽天　3. bookfan
4. 自由国民社ホームページから
5. その他（　　　　　　　　　　　　　　　　）

ご記入いただいたご住所等の個人情報は、自由国民社からの各種ご案内・連絡・お知らせにのみ利用いたします。いかなる第三者に個人情報を提供することはございません。

『血圧は１分で下がる！新装版』を
ご購読いただき、誠にありがとうございました。
下記のアンケートにお答えいただければ幸いです。

●本書を、どのようにしてお知りになりましたか。
□新聞広告で（紙名：　　　　　　　　　　新聞）
□書店で実物を見て（書店名：　　　　　　　　　　）
□インターネットで（サイト名：　　　　　　　　　　）
□人にすすめられて　□その他（　　　　　　　　　　）

●本書購入の動機や決め手（タイトル・表紙・帯のコメントがよかった、など）

●本書のご感想をお聞かせください。
※お客様のコメントを新聞広告等でご紹介してもよろしいですか？
（お名前は掲載いたしません）　□はい　□いいえ

ご協力いただき、誠にありがとうございました。
お客様の個人情報ならびにご意見・ご感想を、
許可なく編集・営業資料以外に使用することはございません。

第3章

今野式
1分で効果が
出る「血圧降下
ストレッチ」

なぜストレッチで血圧が下がるのか？

自然な形で血圧を下げるために、ストレッチほど有効な方法はありません。

なぜなら、こわばった筋肉をゆるめてあげれば、圧迫されていた血管が解放されて血流がどっと促されます。

このときに、血管の老化防止物質である一酸化窒素（NO）の分泌が促されるからです。

よく「健康であるためには、1日8000歩歩きましょう」と言われますが、忙しい現代人にとってはなかなか難しいですよね。

今野式の**「1分で効果が出る血圧降下ストレッチ」**であれば、朝起きたときや夜寝る前、また家事や仕事の合間などのスキマ時間にさっと行うことができます。

今野式の「1分で効果が出る血圧降下ストレッチ」を行うときは、**使っている筋肉を意識**してみましょう。

筋肉に負荷がかかり、ただなんとなくウォーキングをしたりするよりも筋肉が育ちます。

その結果、血管と筋肉が強化されて、一酸化窒素（NO）が産出されやすいカラダに変わることができるのです。

さらに、全身の筋肉が活性化されることで、姿勢がよくなったり腰痛やひざの痛みが改善する効果も期待できます。

また、血流がグングンとよくなれば、肌ツヤがよくなり手足の冷えなどもやわらぐでしょう。

運動不足が気になり、運動能力に自信がない人ほど、ストレッチの効果は現れやすいもの。

ぜひ、できるものから取り入れてみてください。

オススメのストレッチルーティン

ここでご紹介する、すべてのストレッチを毎日行う必要はありません。

①血圧をすぐに下げるためにオススメのやり方は、まず「基本の血圧降下ストレッチ」の中の「穴あきペットボトル呼吸法」を行うこと。

深い呼吸をするだけで、副交感神経が活性化され、最大血圧が30〜40も下がることがあります。

さらに「穴あきペットボトル呼吸法」を習慣にすれば、呼吸筋が鍛えられて一度の呼吸で大量の酸素を取り入れることができるようになります。

実は、横隔膜などの呼吸筋が衰えると、1回の呼吸で取り込む酸素量が少なくなります。

すると、カラダは酸素不足の危機を感じて、心臓に「もっと強く、血液を押し出すように！」と命令するため血圧が高くなるのです。

外出先などでペットボトルを使えないときは、深い深呼吸でも構いません。

血圧を下げるためには、まずは深呼吸を習慣にしましょう。

②次に「基本の血圧降下ストレッチ」の中から、好みのものを1〜2つ選びましょう。

そして、1日に1回、できれば朝晩で2回、行ってみましょう。

2回以上行う場合は、同じものを繰り返しても、好きなものを組み合わせても大丈夫です。


「ぴょんぴょんジャンプ」　＋　「ひざ蹴りもも上げ」

「どすこい壁押し」　＋　「ひざ蹴りもも上げ」

「どすこい壁押し」　＋　「上段構え面打ち」

など、飽きずに続けられるものをチョイスしましょう。

「基本の血圧降下ストレッチ」の中で、「穴あきペットボトル呼吸法」以外は、全身の筋肉を刺激します。

そして、カラダ全体から血流を促して、動脈の一酸化窒素（NO）の分泌を促します。

③「スキマ時間にできるストレッチ」は、腕や足の筋肉をキュッと縮めてから解放する動きが多く取り入れられています。

いったん筋肉を硬直させてからゆるめることで、せき止められた血液をいっきに流し、動脈の一酸化窒素（NO）をたくさん分泌させる効果があります。

「スキマ時間にできるストレッチ」は、仕事や家事の合間、または電車などで移動しているときにも気軽に行うことができます。

やりやすいもの、気に入ったものをこまめに取り入れてください。

【基本の血圧降下ストレッチ】

穴あきペットボトル呼吸法

まずは、最も基本である「穴あきペットボトル呼吸法」です。

①中身を飲み終わった５００㎖のペットボトルを１本用意します。

ペットボトルの底に、安全ピンなどで直径1・5～2㎜ほどの大きさの穴を3カ所開けます。

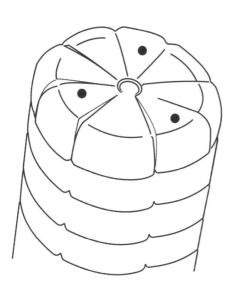

②ボトルの飲み口をくわえ、鼻から思い切り息を吸い込んだら、ペットボトルの中に向けて息を吐き出します。

小さな穴から空気が出て行くときの抵抗が心肺機能を鍛えてくれます。

また息を吐き出すとき、６秒以上かけるのがポイントです。

そうすることで、筋肉が効率よく育っていくのです。

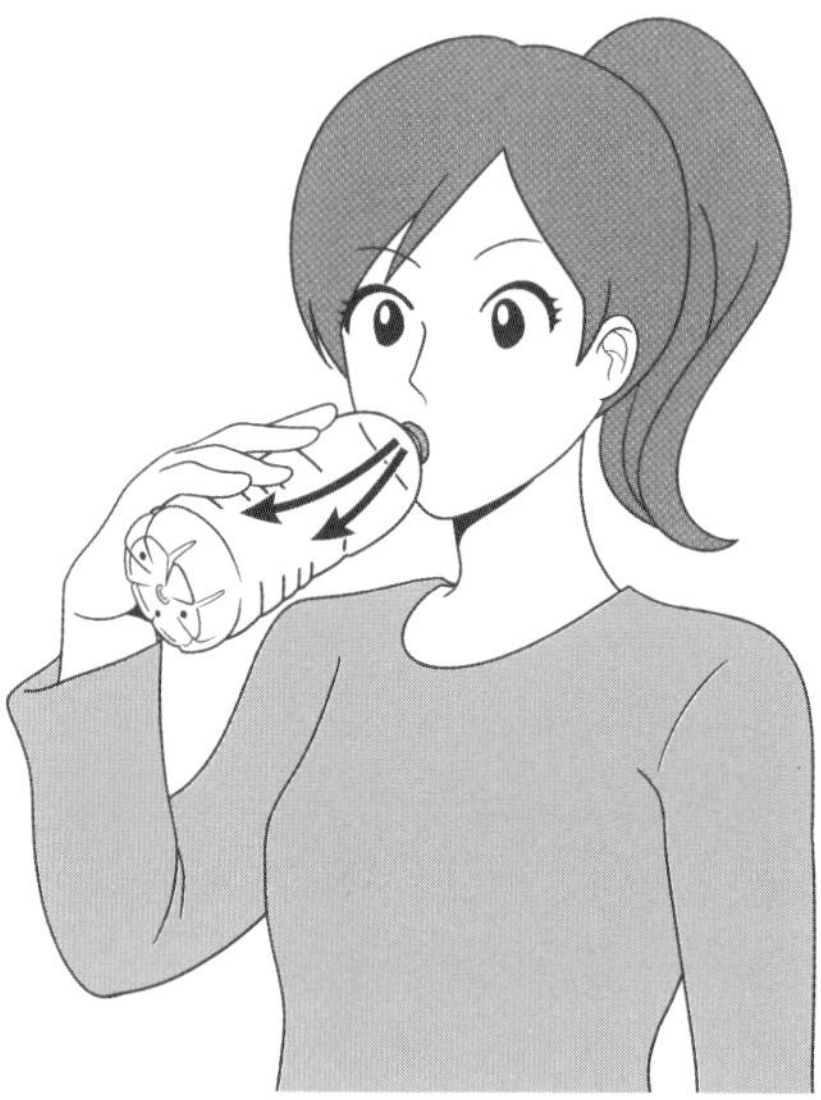

これまで知らず知らずのうちに呼吸が浅くなっていた人は、１回でもクラクラするかもしれません。

その場合は、ペットボトルを使わずに深呼吸することから始めてもいいでしょう。

１度に10回からスタートし、少しずつ回数を増やしていきましょう。

理想は１度に50回です。

50回がラクラクできるようになったら、ペットボトルの穴を一つ減らしてみましょう。

新しいペットボトルを用意しなくても、今ある３つの穴の一つを指で塞げば大丈夫。

２つの穴に慣れてきたら、10秒かけてゆっくり息を吐き出すことにもチャレンジしてみてください。

気づいたときに深呼吸

ペットボトルを持っていないとき、使えない状況にあるときは普通の深呼吸で構いません。

また、家にいるときは「穴あきペットボトル呼吸法」、外出時には深呼吸と使い分けてもいいでしょう。

血圧を下げたいのであれば、気づいたときに1日に何度でも深呼吸を行いましょう。

①深い呼吸をするときのポイントは、まず6秒かけて息を吐き切ることです。

「穴あきペットボトル呼吸法」とは違い、鼻から空気を吐き出してみましょう。

なぜなら、鼻は一酸化窒素（NO）の貯蔵庫であり、鼻呼吸をすることでより一酸化窒素（NO）の恩恵を全身にめぐらせることができるからです。

人間のカラダは、息を吸い込むことは自然にできますので、肺の奥にある空気までしっかり先に出し切りましょう。

②息を吐ききったら、鼻から空気を吸い込みます。

胸の前だけでなく、横や背中側までふくらませるつもりで大きく吸い込みましょう。

1度に最低3回繰り返します。

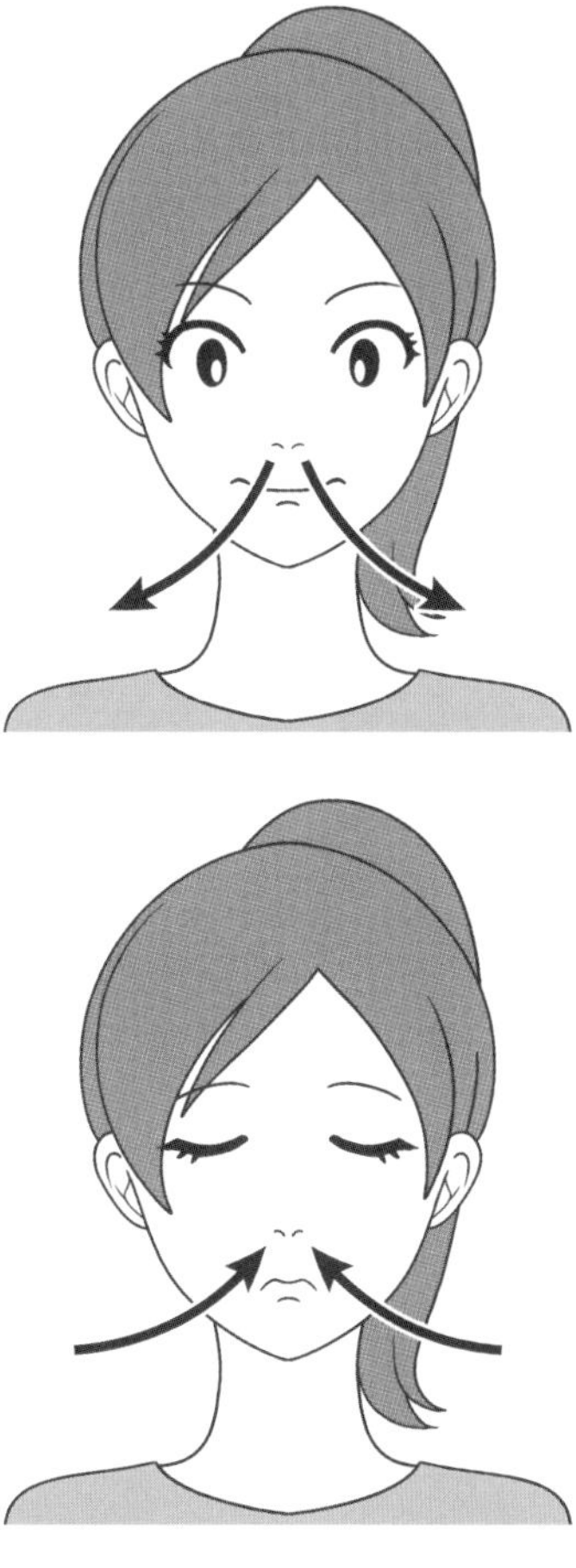

ぴょんぴょんジャンプ

「ぴょんぴょんジャンプ」は、カラダ中の血液の滞りを改善し、血圧を下げてくれる全身運動です。全身に酸素を行き渡らせ、体中の不調を改善するため、前著『鼻は1分でよくなる!』でもご紹介したものです。

「ぴょんぴょんジャンプ」は、立つことができる空間さえあれば、いつでもどこでもできるストレッチです。

①お腹の筋肉と背中の筋肉でカラダをはさみこむように意識しましょう。

姿勢をまっすぐに維持し、肩や腕の力は抜いて、つま先を床につけたままジャンプするように体を上下させます。

カラダを上下させるときは、ふくらはぎとももの筋肉を意識しましょう。

ひざへの負担が心配な方は、室内用のスニーカーなどを履くといいでしょう。

②最初はムリをせず、１分で１００回から１２０回くらいを目標にしてください。

足元がグラグラする方は、壁や椅子の背などに片手をそえて行います。

慣れてきたら、床から数センチ、足が浮くようにジャンプしてもいいでしょう。

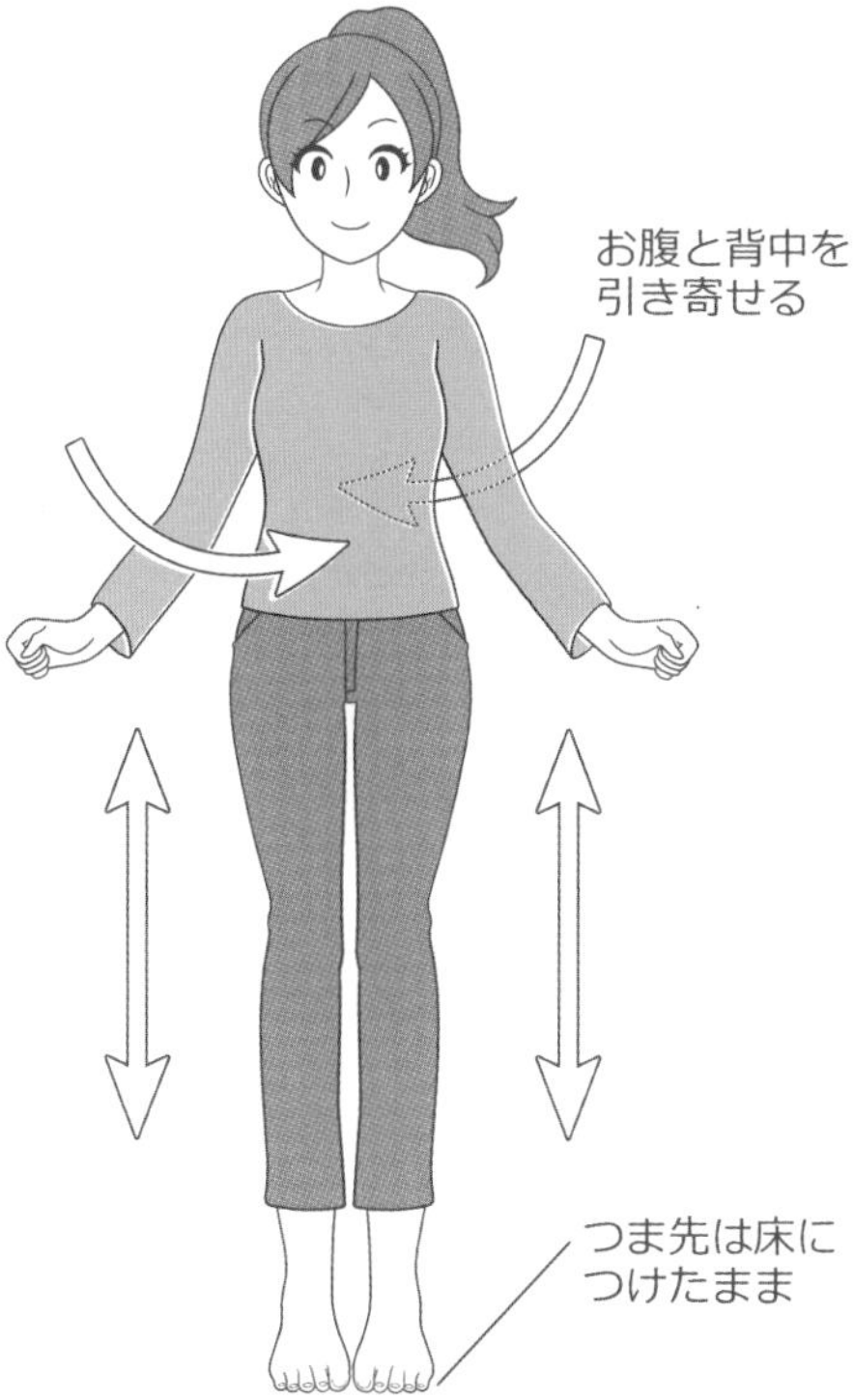
お腹と背中を
引き寄せる
つま先は床に
つけたまま

「ぴょんぴょんジャンプ」は、血流を促すだけでなく、臓器のツボが集中する足裏を刺激し、内臓を整える効果もあります。

ひざ蹴りもも上げ

ひざや腰に痛みがある人や、下の階に響くなどでジャンプが難しい人にオススメなのが「ひざ蹴りもも上げ」です。

①お腹と背中の筋肉を意識して、上半身をまっすぐに保ちながら、右足、左足のひざを交互に曲げて持ち上げます。

②左右のひざは、できるだけ自分の体に近づけるよう意識しましょう。

1分間に60回を目安に、1～3分繰り返します。

まっすぐ立ったままだとバランスを保ちにくい方は、椅子の背や壁に手をついて行いましょう。

ももを持ち上げることで、足の筋肉や腹筋だけでなく固くこわばった内臓も刺激されます。

胃腸の働きが活性化し、血流が促されて血圧を降下させます。

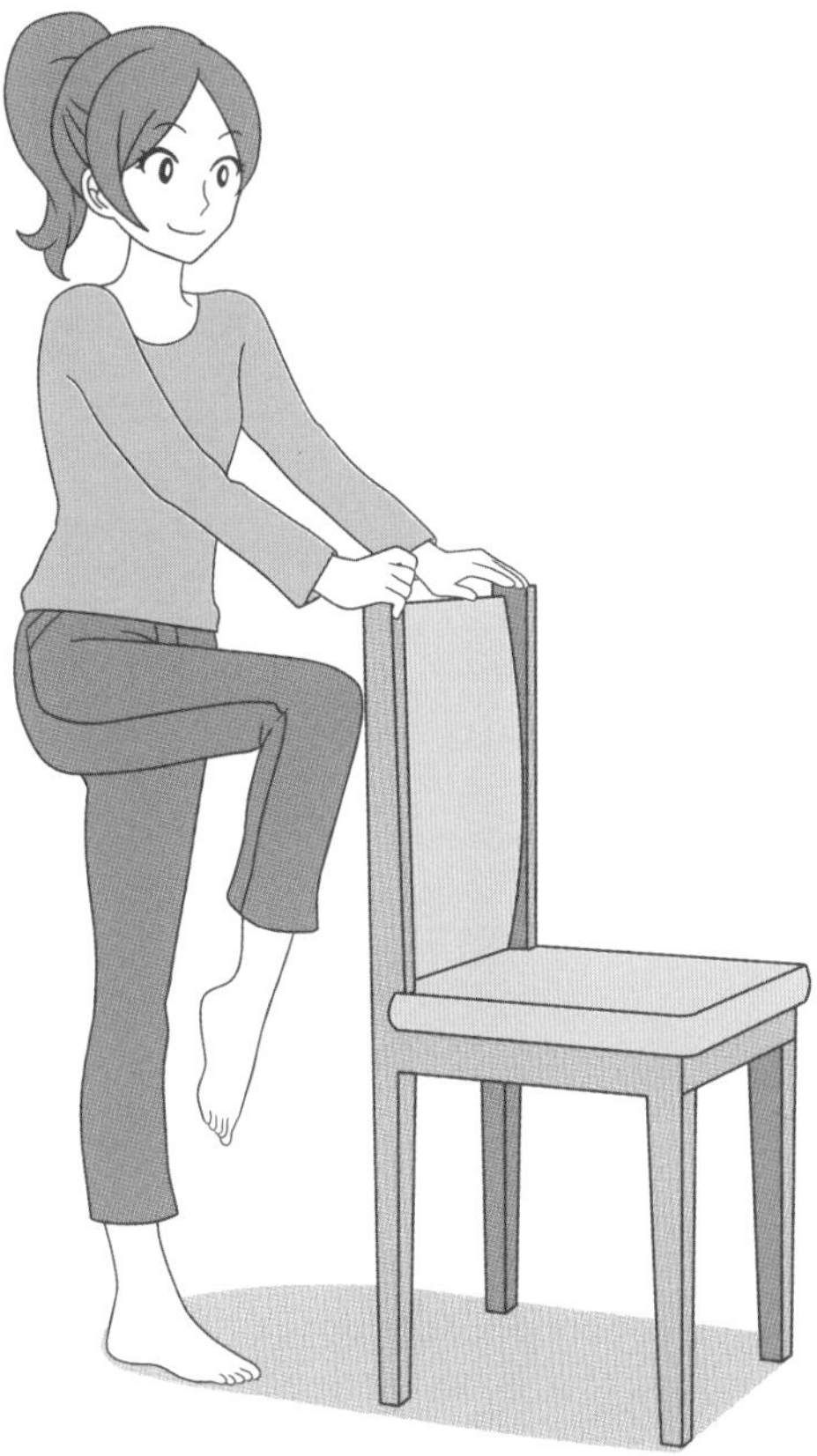

どすこい壁押し

①壁にむかって両手をつき、ひざをゆるめて腰を少し落とします。

②お腹と背中の筋肉に力をいれて、お相撲さんが相手を土俵の外に押し出すように、全体重をかけて、壁を両手で同時に押します。

このとき、息を吐きながら、壁を30㎝、前に動かすように意識してみましょう。

1分間に20回から25回くらいを目安に、ぐっと壁を押しましょう。

「どすこい壁押し」は、上腕、腕、もも、ふくらはぎ、さらには、背筋、腹筋、お尻の筋肉まで、すべての筋肉を連動して使うことができる全身運動です。

1分やるだけでも、じんわりと汗がにじむはずです。

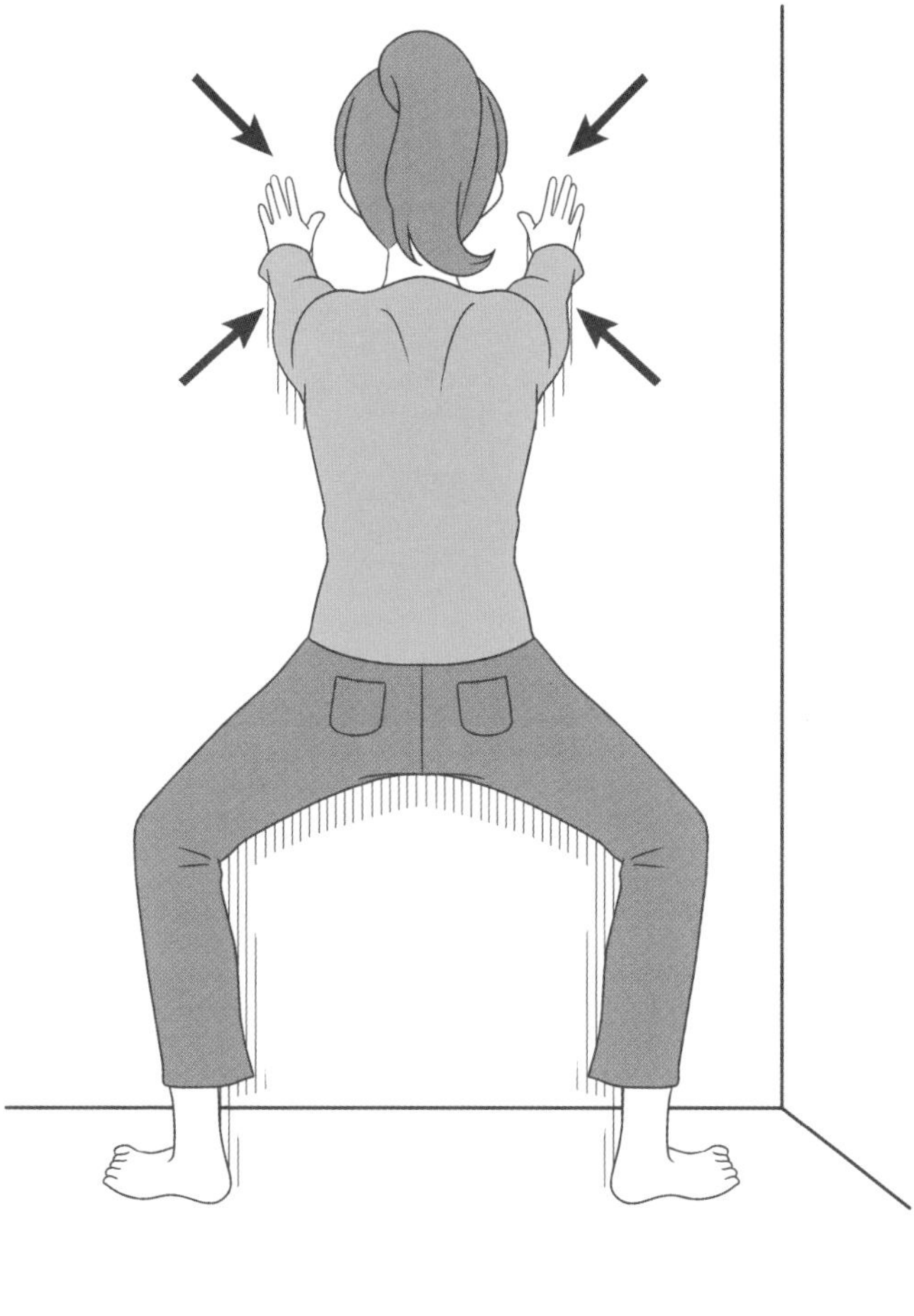

上段構え面打ち

剣道の動きを取り入れたこのエクササイズは、楽しみながら、全身の血流を促すことができます。

①直径3〜4センチの、握りやすい太さの棒を用意します。

長さは必要ありませんので、ペットボトルや料理で使う麺棒などでもいいでしょう。

②両手で棒を握り、頭の上に振りかざしたあと前に振り下ろします。

棒を振り下ろすとき雑巾を絞るように、両手を内側に絞り込むのがポイントです。

そうすることで、前腕の筋肉を一瞬、キュッと引き締めることになり、解放したときに血液がより流れやすくなるからです。

また、振り下ろすときに、足を使って前後に移動すれば、下半身も効果的に活用することができます。振りかぶって振り下ろすという2つの動作で1回とし、1分間で

30回を目安にするといいでしょう。

このストレッチは、照明器具や家具に棒が当たらないよう、広い場所で行ってください。

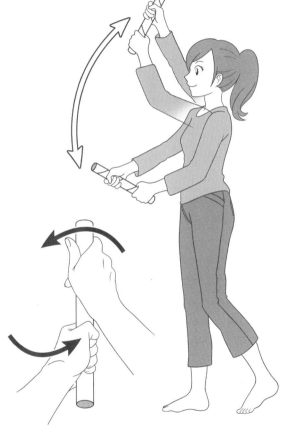

【スキマ時間にできるストレッチ】

手首足首のおじぎ、パタパタ

手首や足首は、意識して動かすことが少ないため、気づかぬうちにこわばって血流を阻害します。

「手首足首のおじぎ、パタパタ」を行うことで、末端から血流を促進します。

①椅子や床に座り、両手、両足を前に伸ばします。

②手の指先を、床に向かってゆっくりと曲げます。

足先も、できるだけすねを伸ばす意識でグンと前に伸ばしましょう。

最大に伸びたところで6秒間維持します。

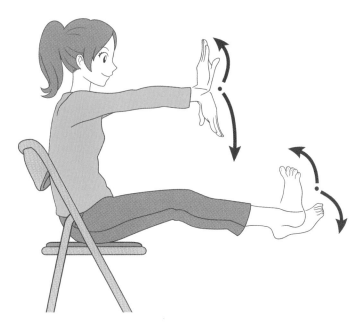

③次に、手の指先が天井に向かうよう手首を曲げます。
足のつま先も、自分に向けて曲げ、ふくらはぎを伸ばします。

そのまま６秒間維持しましょう。

上下に５回ずつ曲げてください。

「手首足首のおじぎ、パタパタ」、お風呂やプールに入りながら行うと水圧がかかり、血液が末端からぐっと押し上げられるので、より効果的です。

一人腕ケンカ6秒

①片方の手で握りこぶしをつくり、反対の手で、手首を押さえます。

②げんこつを作った手を、体に近づけようとし、反対の手でそれを押しとどめます。

この腕押しした状態を6秒維持し、5セット行います。

③手を変えて、また5セット繰り返します。

「一人腕ケンカ6秒」は、腕の筋繊維を鍛えて育て、血流を安定させます。

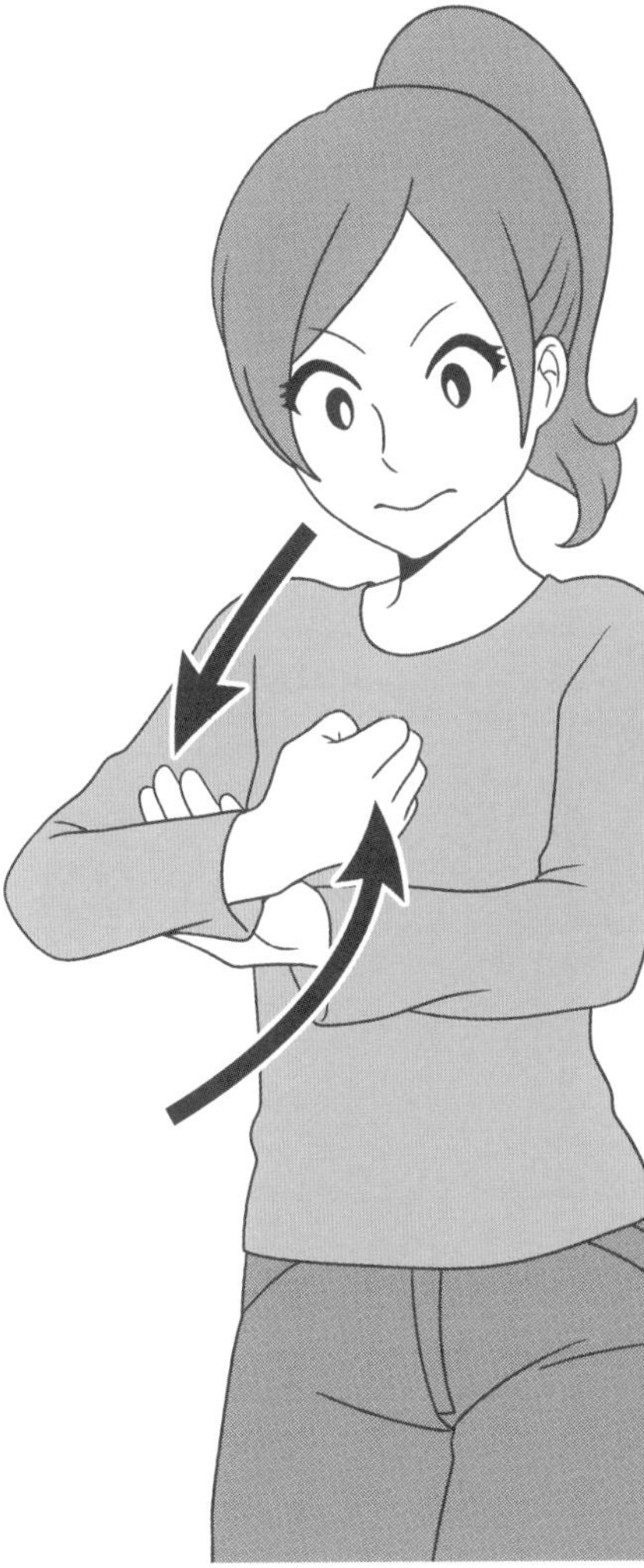

グーパーじゃんけん

①両手をぎゅっと握って顔に近づけます。

②握ったまま手を前に伸ばし、伸ばしきったところで、いっきに指を開きます。

1秒に1回、1分で60回を目安に行いましょう。

「グーパーじゃんけん」は、手を握って血流をいったん抑え、指を開いたときにいっきに血流を促します。

また、腕を前後に出すときは、肩甲骨から動かすようにすると、腕から肩への刺激も加わりますので、肩コリや二の腕のたるみなども改善します。

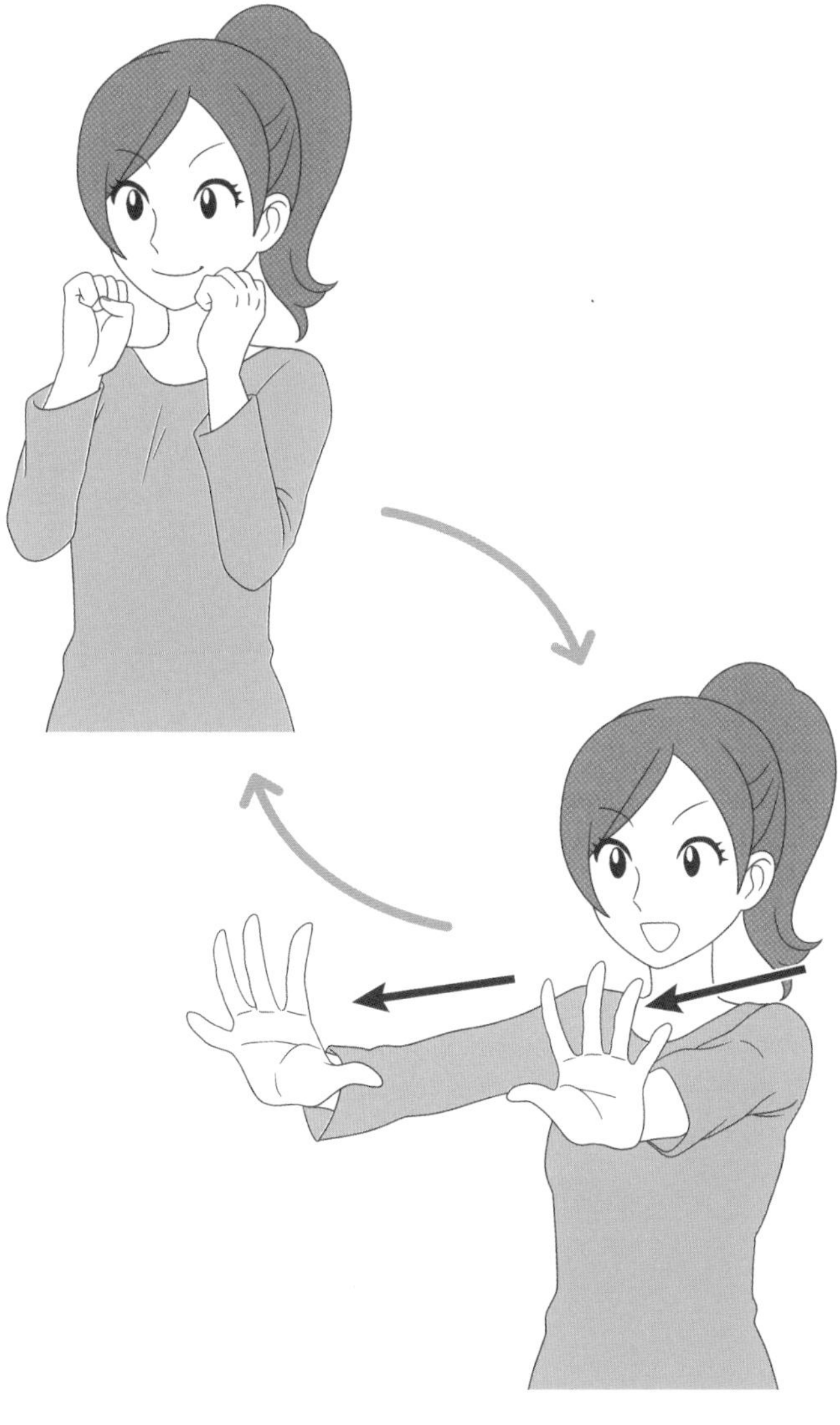

バスタオル絞り

「バスタオル絞り」では、血管をギューっと縮めてからパッと伸ばすことで、血液が勢いよく流れ出して血流がよくなり、血管をしなやかにします。

①バスタオルを縦に二つに折り、くるくると丸めます。

タオルの両端を両手でつかみ、絞るように力を入れてひねります。

②ひねった状態を15秒維持したら、反対に絞って、また15秒キープします。

同じことをもう一度繰り返し、合計で1分間行いましょう。

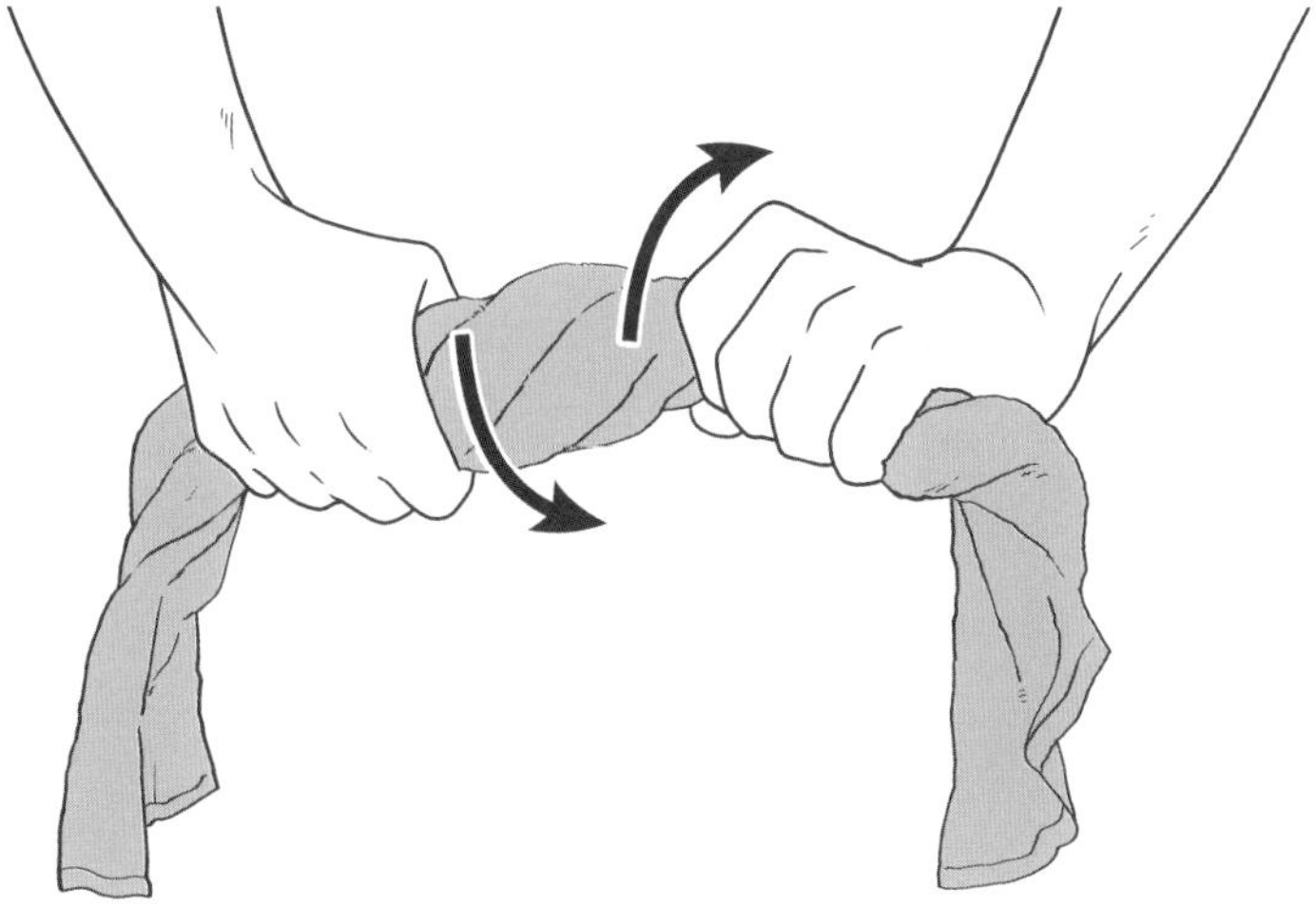

足のドラム運動

現代人は、座ってばかり、立ってばかりなど同じ姿勢でいることが多く、血液は下半身にたまりがちです。

「足のドラム運動」で血流をよくし、血液を上半身に押し上げましょう。

①椅子か床に座り、手を軽く握り、トントンと脚全体をくまなく、ドラムを叩くようにリズミカルに叩きます。

叩くスピードは、自分が心地いいと感じる速さでいいでしょう。

1分間に60回を目安にタッピングしましょう。

テレビを見ながら、または仕事をしながらでもできます。

常に足を叩くクセを身につけましょう。

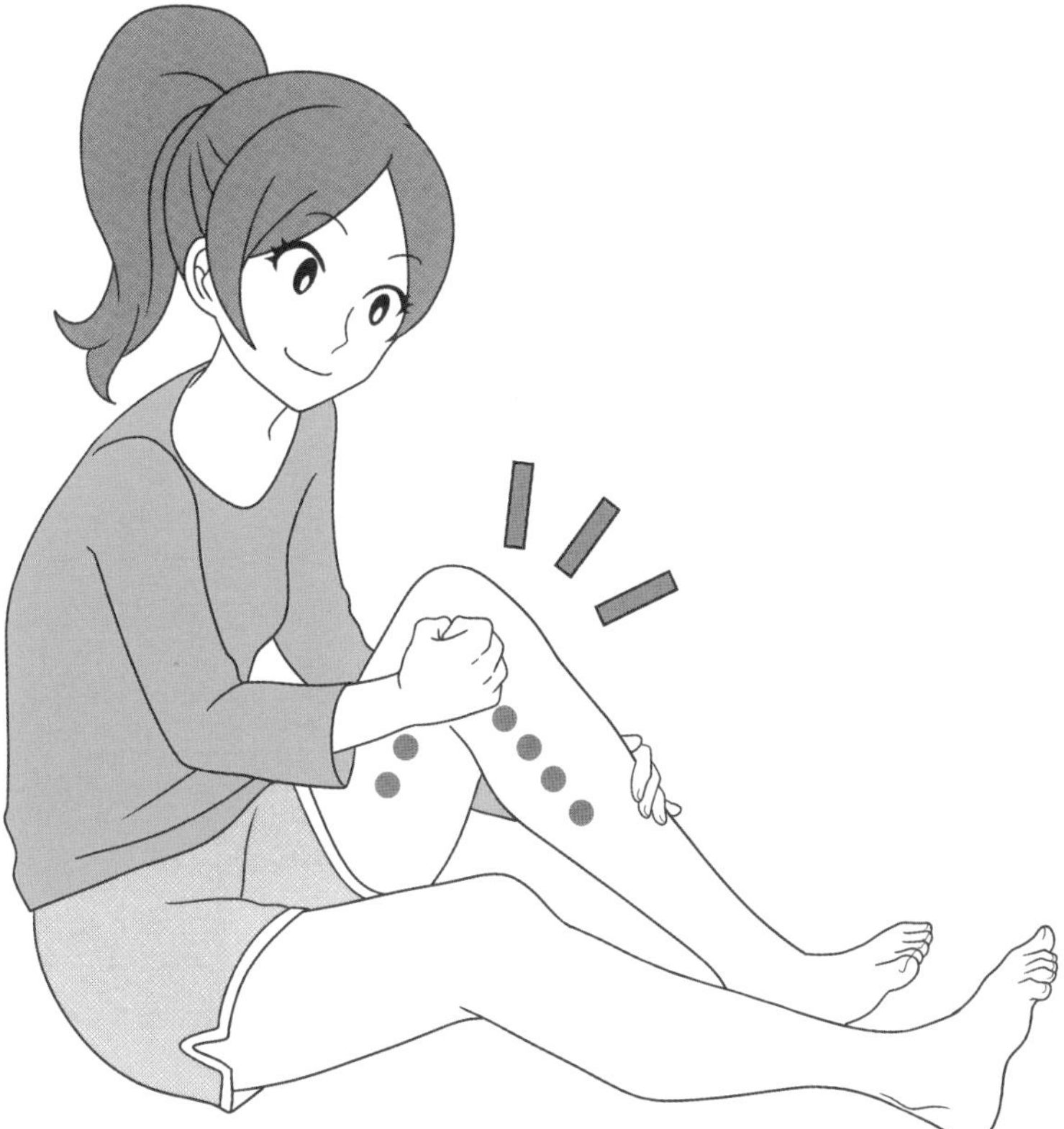

手のひら乾布摩擦

タオルなどを使わずに、自分の手のひらで皮膚に直接触れてマッサージします。

①手のひらで、腕や脚を優しくさすります。

②細かく上下に動かし、摩擦熱が生じるようにしましょう。
1分間に100回以上が目安です。

外出先などでは、服の上から行っても構いません。

「手のひら乾布摩擦」を行うと、血管が拡張し体がポカポカと温まります。
また、自分の手でさすることにより、副交感神経が活性化。
自律神経のバランスを整えることもできるのです。

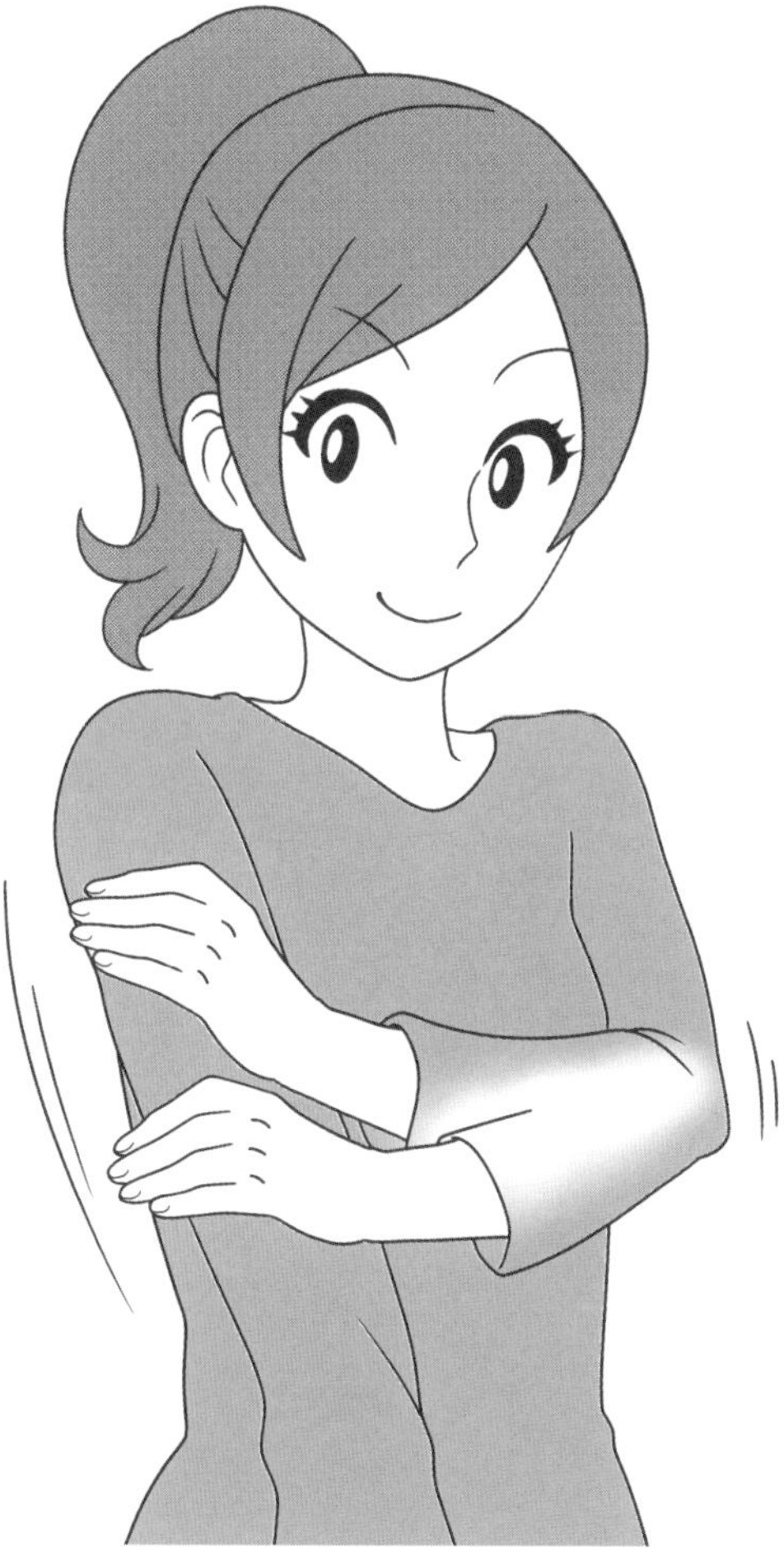

第4章

みるみる血流がよくなる10のツボ押し

血流を促し血圧を下げるスイッチがツボ

最近の研究では「ツボ」は、石器時代からの「ここを押すと、あそこがよくなる」という経験の蓄積を体系づけたものだろうと言われています。

つまり、気が遠くなるような昔からのビッグデータをもとに、ツボの位置が決められていると考えられます。

そのため、WHO（世界保健機関）もツボの有効性を認め、アジア各地でバラバラだったツボの位置をまとめたのです。

ツボは、人間のカラダでは、実際に次のように働きます。

まず、ツボを押すと、神経を通じて脳に刺激が伝わります。

その刺激は、最終的には自律神経をコントロールする視床下部に届き、臓器や器官、神経の状態を改善するよう指令を出すのです。

血圧が高くなっているときに押すべきなのは、主に、緊張やストレスをほぐし、自律神経のバランスを整えるツボ、そして血管をゆるめたり血流を促したりするツボのいずれかです。

ここでご紹介するツボ、すべてを押す必要はありません。

ひととおり試してみて「ツーンとした」「押すとイタ気持ちいい」ツボがあれば、そこを中心に押していきましょう。

また、ツボ押しは、１日に何回行ってもやり過ぎということはありません。

「気持ちいい」と感じるなら、気づいたときに何度でも行ってください。

ただし、血圧を降下させるためのツボを押すときに、気をつけてほしいことが一つだけあります。

それは「これで血圧を下げよう！」とムキになってグリグリと押さないこと。

力をこめて押すことよりも、自分のカラダをいたわる気持ちで「ちょっとイタ気持ちいい」程度で刺激してあげることが大切です。

すべてのツボは、押すときに「ふぅ〜っ」と、3秒間息を吐いてください。

そして、指を離すときに息を吸い込み、また息を吐きながら3秒間押すことを3回、繰り返します。

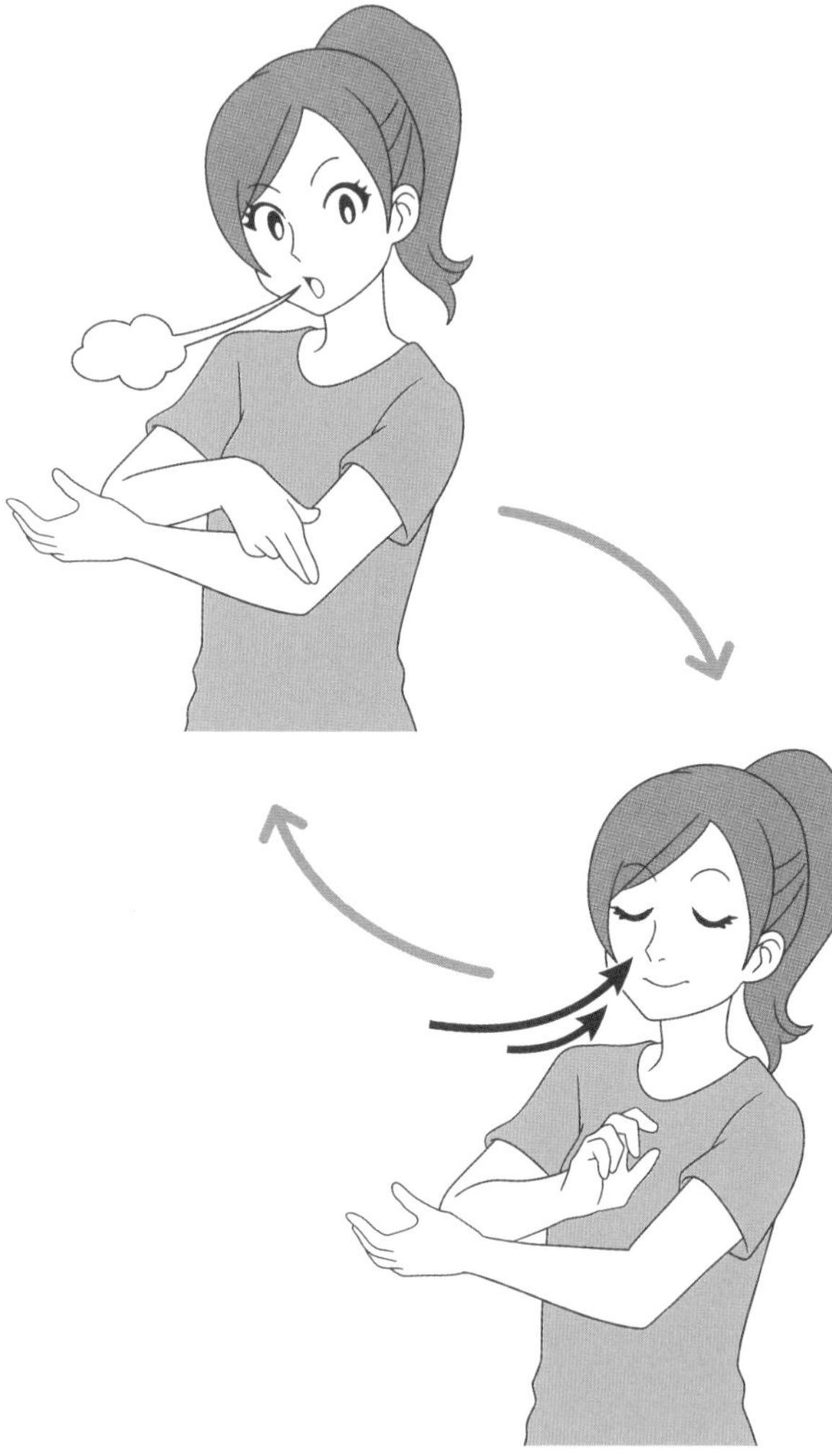

特に血圧降下に効果がある３大ツボ

①人迎《じんげい》　新陳代謝を促し、リンパや血液の流れをよくして血圧を下げるツボ。首の前面の頸動脈には血圧をコントロールする効果があるため、速攻で血圧が下がります。

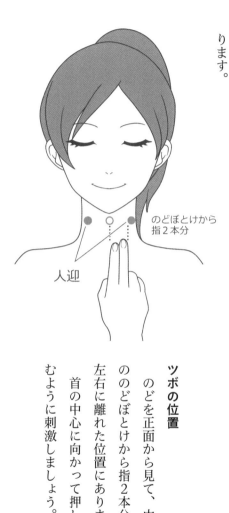

ツボの位置
のどを正面から見て、中央ののどぼとけから指2本分、左右に離れた位置にあります。首の中心に向かって押し込むように刺激しましょう。

②落零五《らくれいご》　こわばった胃の働きを改善し、全身の血流を促して血圧を下げるツボ。胃の調子が高まると自律神経のバランスも整うため、急速に血圧が落ち着きます。

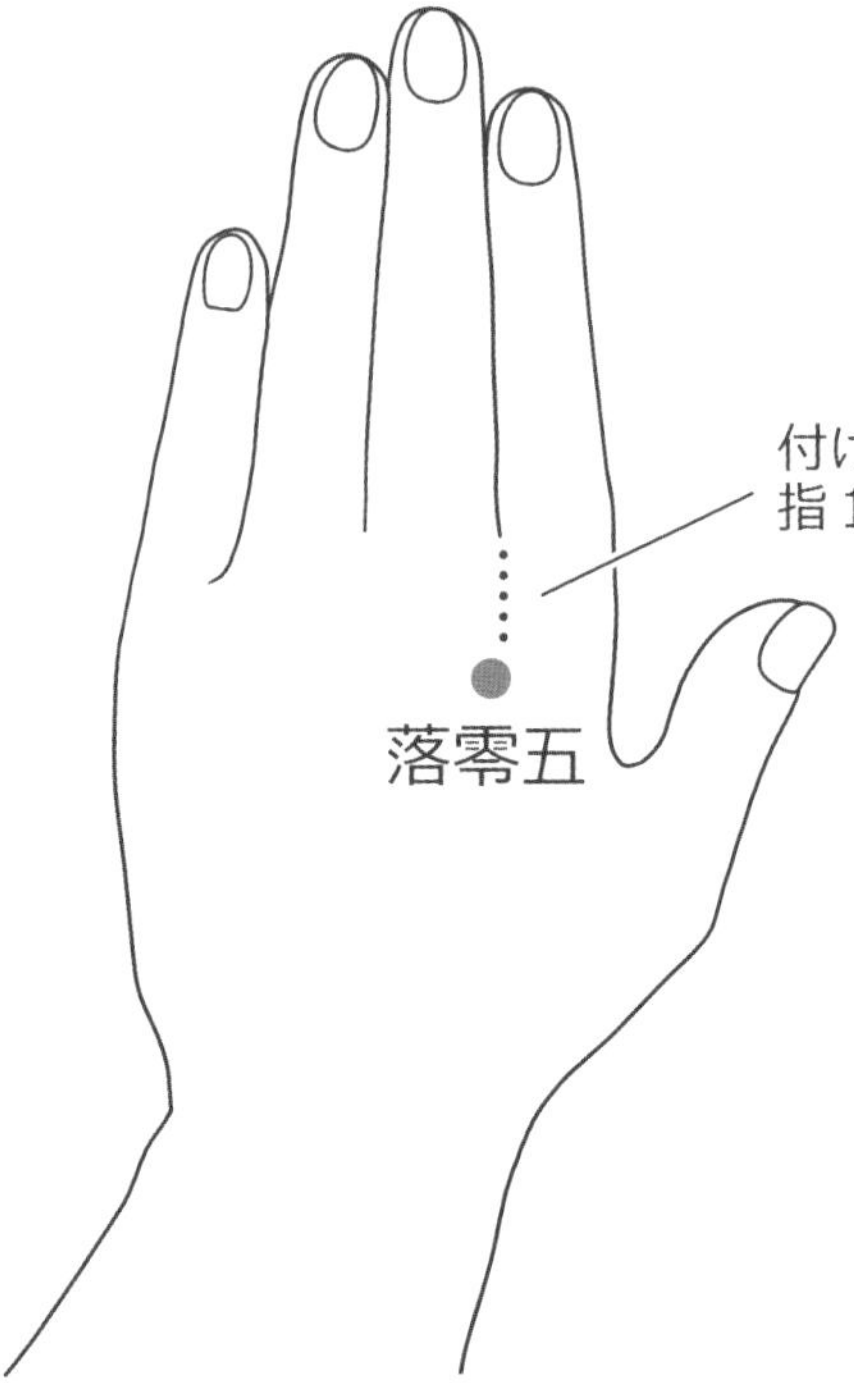

ツボの位置

手の甲の人差し指と中指の間、指の付け根から指1本半分くらい、手首側に下がった、一番くぼんでいるところにあります。

③中脘《ちゅうかん》

呼吸を深くして自律神経のバランスを整えます。

さらに胃の働きも高めて血液循環を促し、強力に血圧を落ち着かせます。

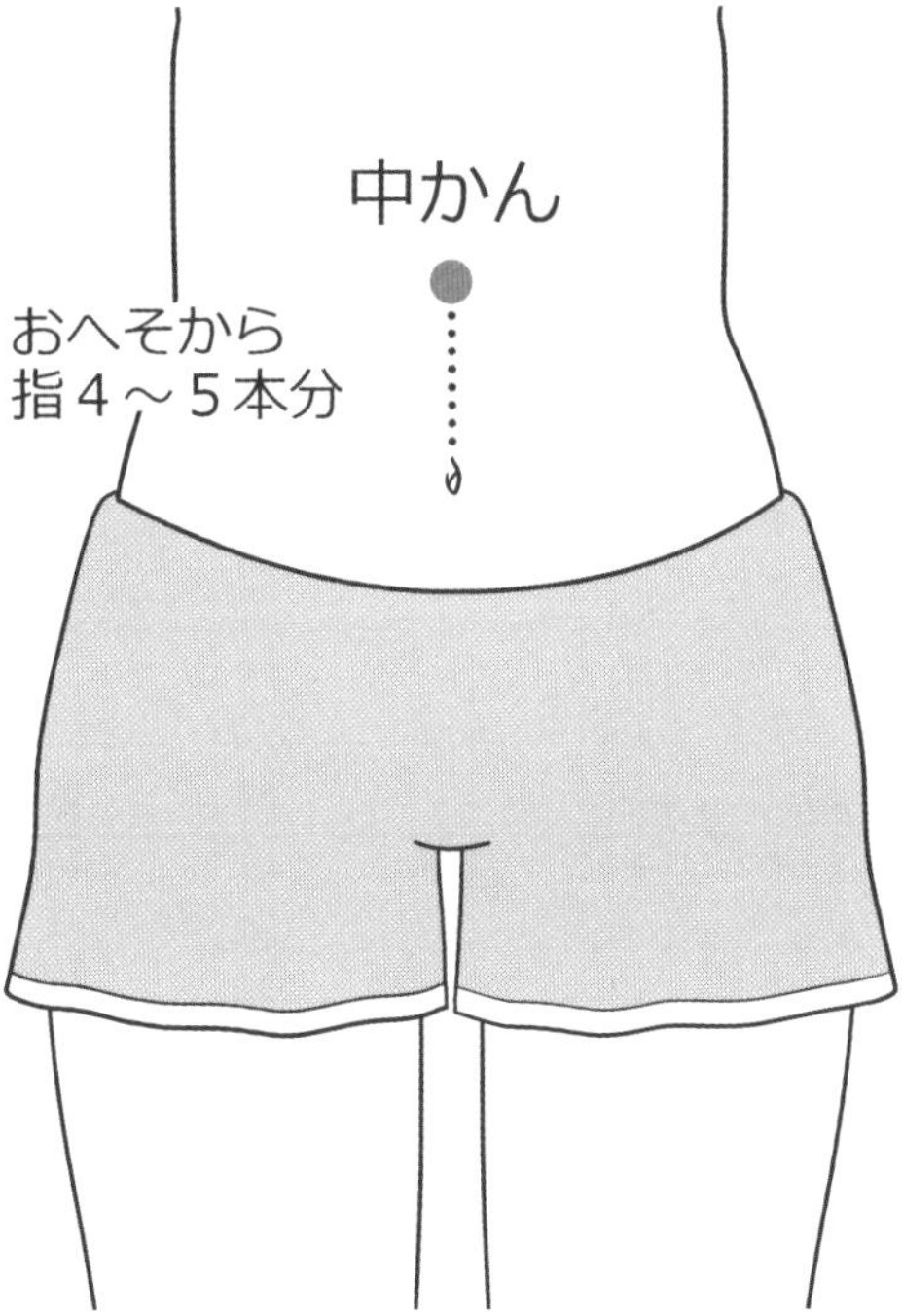

ツボの位置

おへその真上、指４本分のところにあります。両手でカラダの中心に向かって押しましょう。

原因を改善し血圧を下げる全身のツボ

①百会《ひゃくえ》

自律神経に直結してバランスを整えて血圧を下げるツボ。

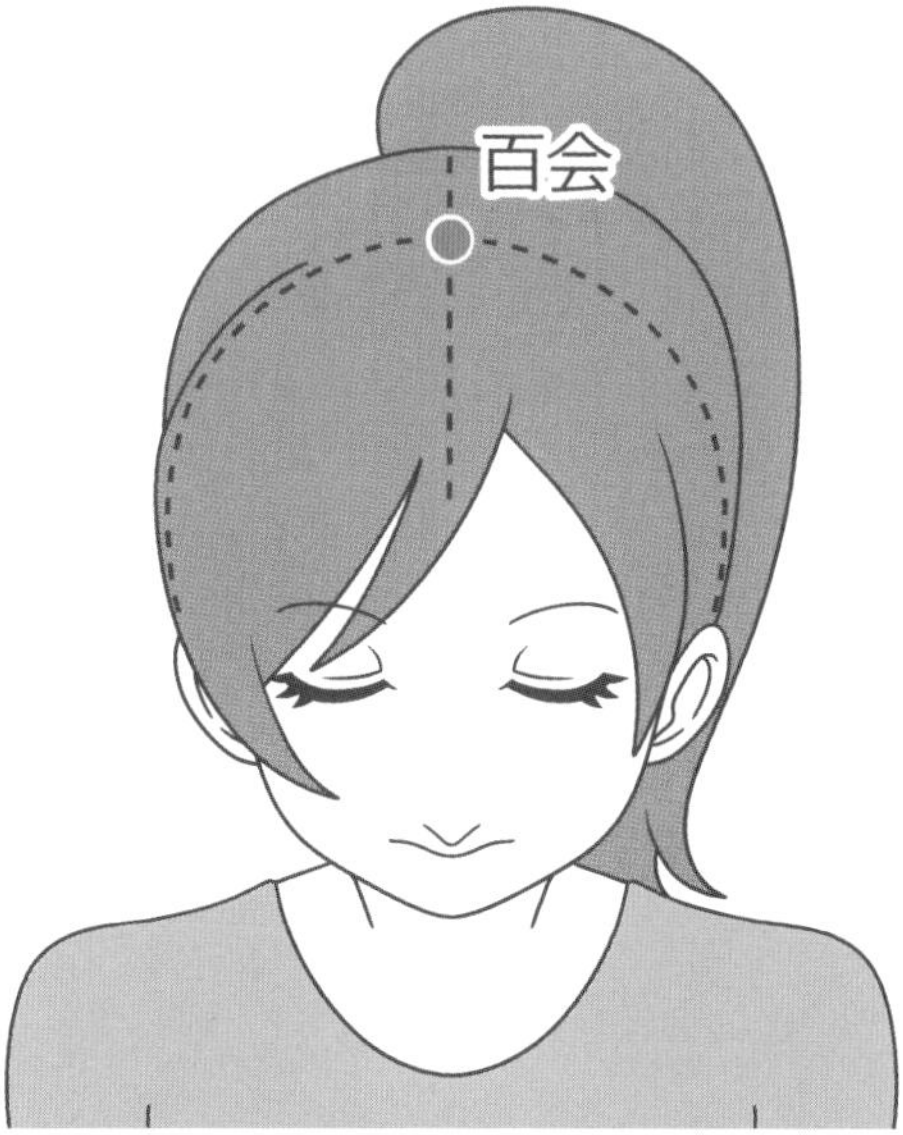

ツボの位置

両耳の上端を結んだ頭のてっぺんにあります。頭の中心に向かって押しましょう。

②肺兪《はいゆ》、心兪《しんゆ》、大腸兪《だいちょうゆ》　肩甲骨から腰までの背骨の左右には、内臓につながるたくさんの重要なツボが集まっています。

内臓を活性化し、血液の流れを促してくれる代表的なツボがこの3つです。

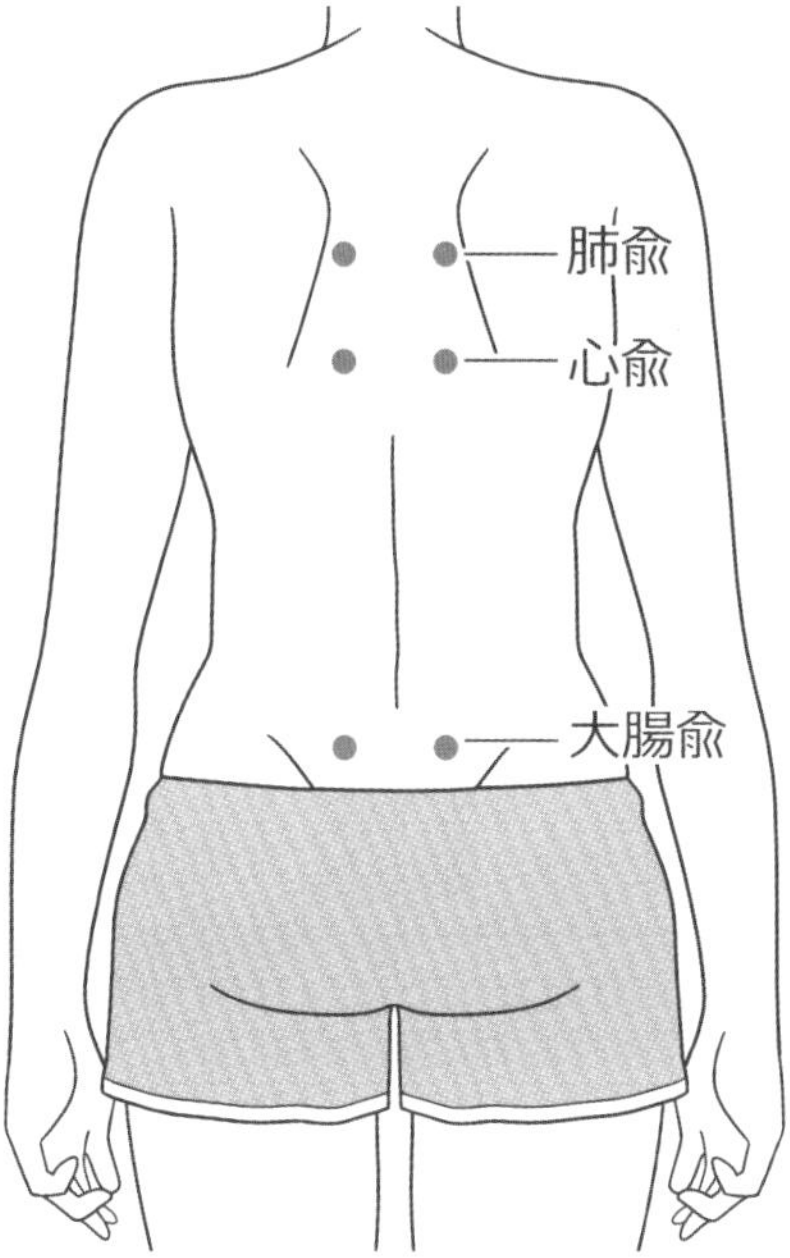

ツボの位置

肺兪は肩甲骨の上部あたりの背骨の両側、心兪はその下あたり、大腸兪はウエストからこぶし1つ分下がったところの背骨の両側にあります。

手が届くところはこぶしでトントンと叩きます。手が届かないところは、マッサージ用の棒を使ったり、横になってテニスボールなどを当てて刺激するのもいいでしょう。

③肩井《けんせい》　肩まわりの血流を促す要所。心臓より上にある、首から上への血行をグンとよくします。

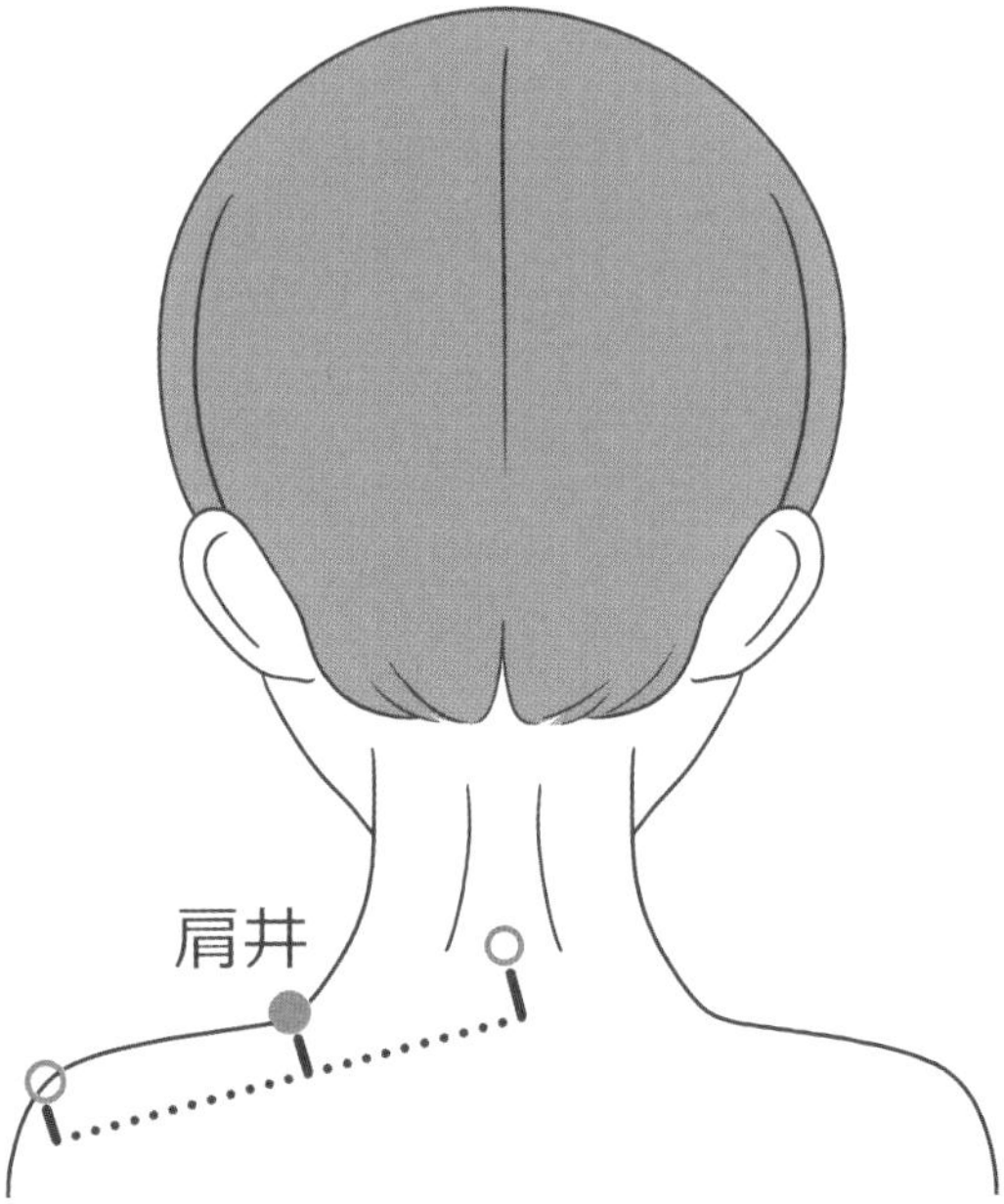

ツボの位置

頭を前に倒すと出てくる首の頸椎と肩先を結んだちょうど中間にあります。反対の手の中指でまんべんなく押してコリもほぐしましょう。

④合谷《ごうこく》　痛みやコリ、ストレスなどに効果絶大のツボ。自律神経を整えて血管の収縮を防ぎます。

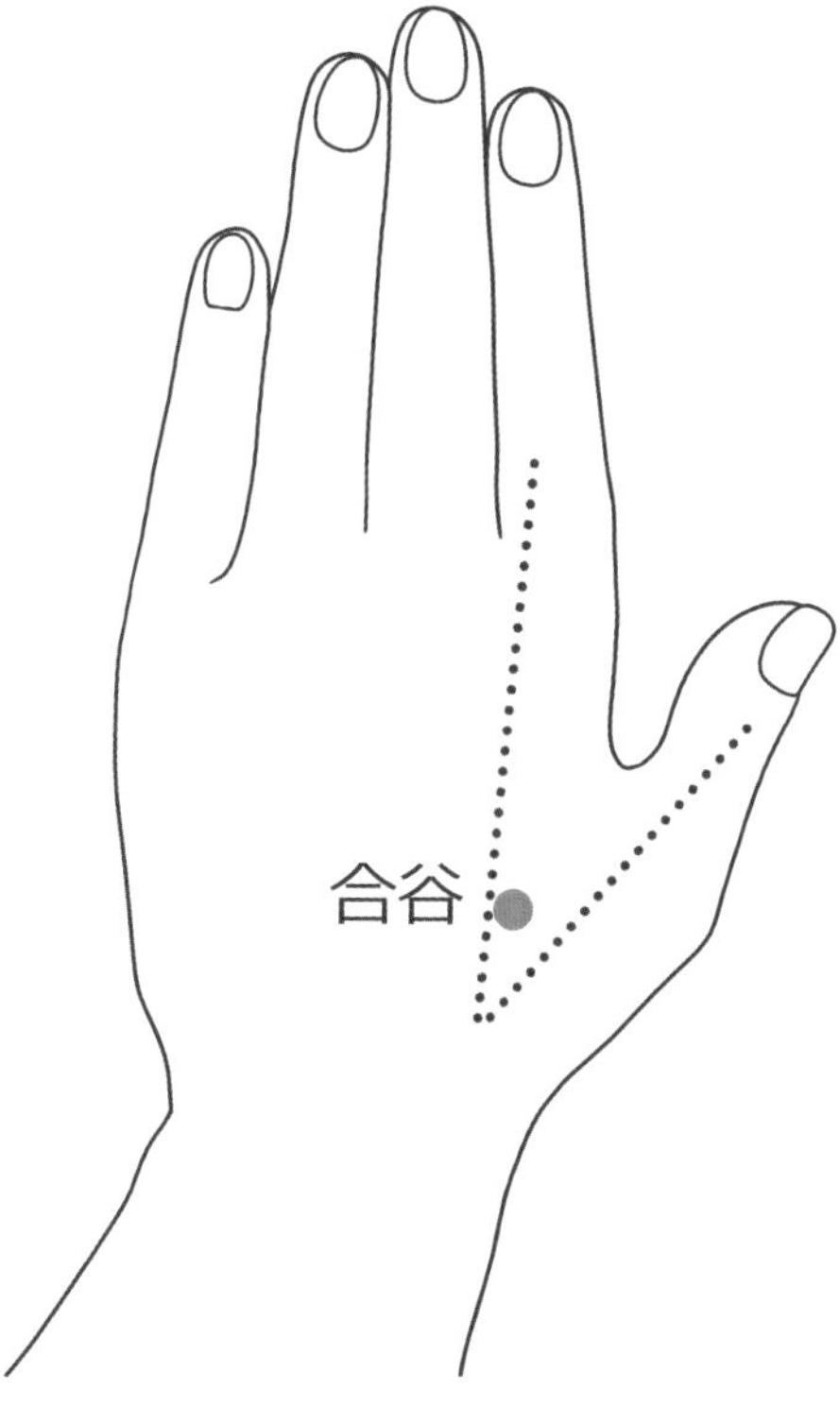

ツボの位置

手の甲側の、親指と人差し指の付け根の骨のV字部分から、指１本分、指先に向かった人差し指側の骨のキワにあります。

骨の下に指先をもぐらせるようにして押し上げましょう。

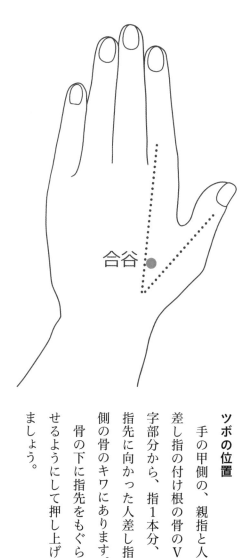

⑤十先指《じゅっせんし》

指先の末梢神経を刺激して指先まで血流を流すツボ。

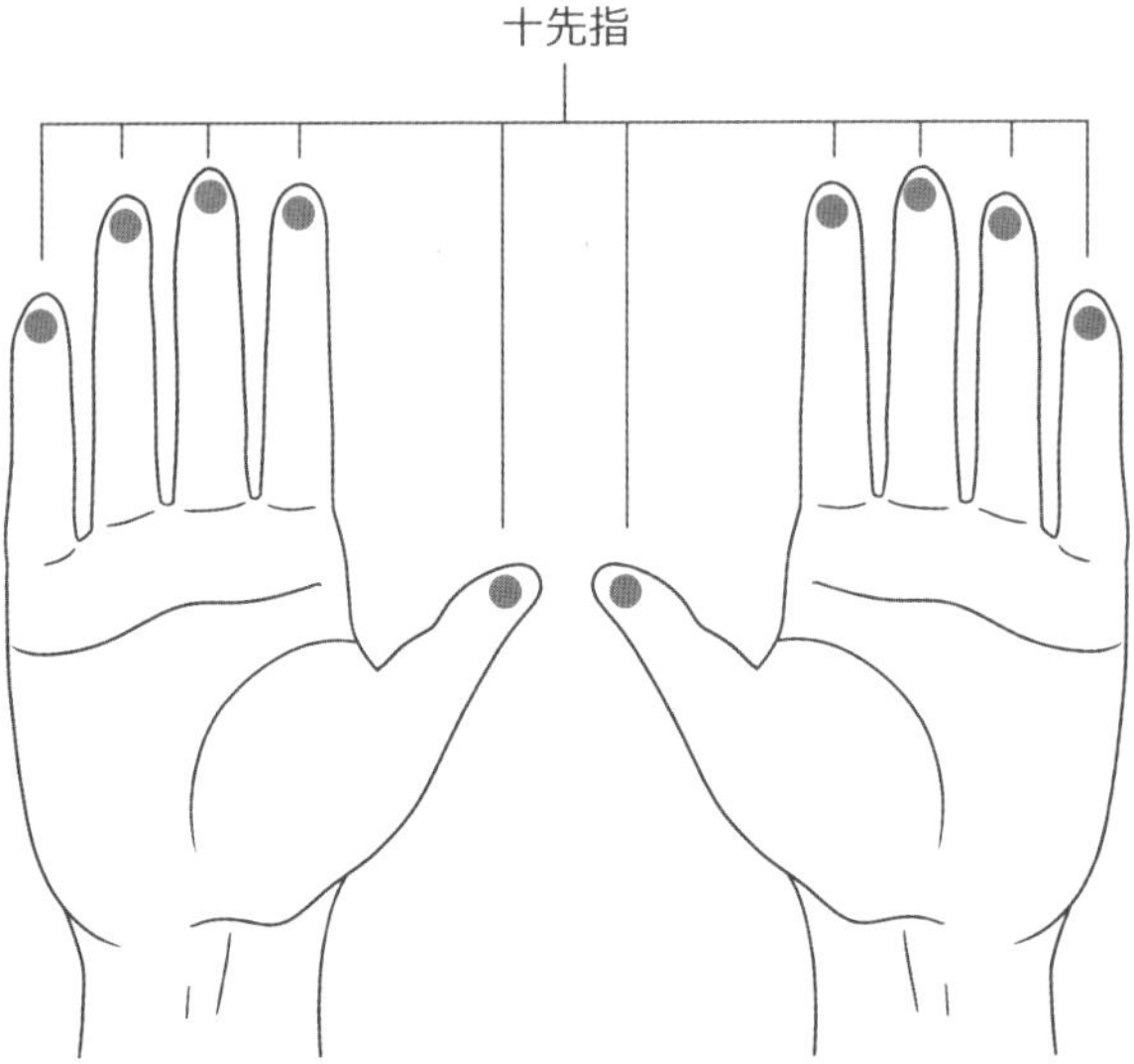

ツボの位置

両手の指先にあります。

指先を机や壁にトントンとタッピングしましょう。末端まで血流が届き、血圧が少しずつ落ち着きます。

⑥曲池《きょくち》 消化器系の働きを促し、免疫力を高めるツボ。デスクワークなどで滞りがちな腕の血行もよくします。

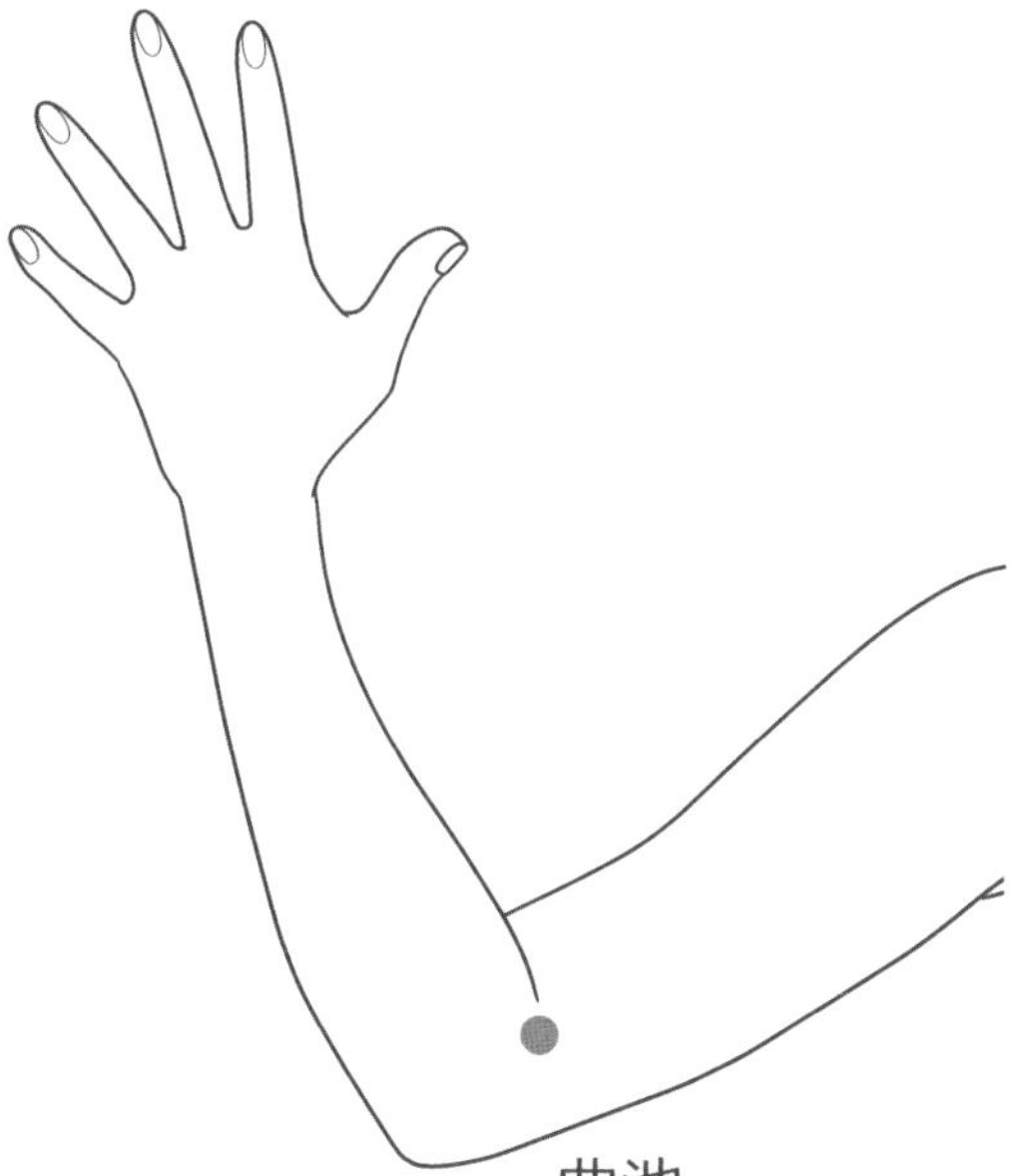

ツボの位置

腕を曲げたときにできるシワの先端にあります。反対の手の親指を使い、骨に向かって押しましょう。

⑦八風《はっぷう》

両足の指の間にある、足先から血流とリンパの流れを促してくれるツボ。

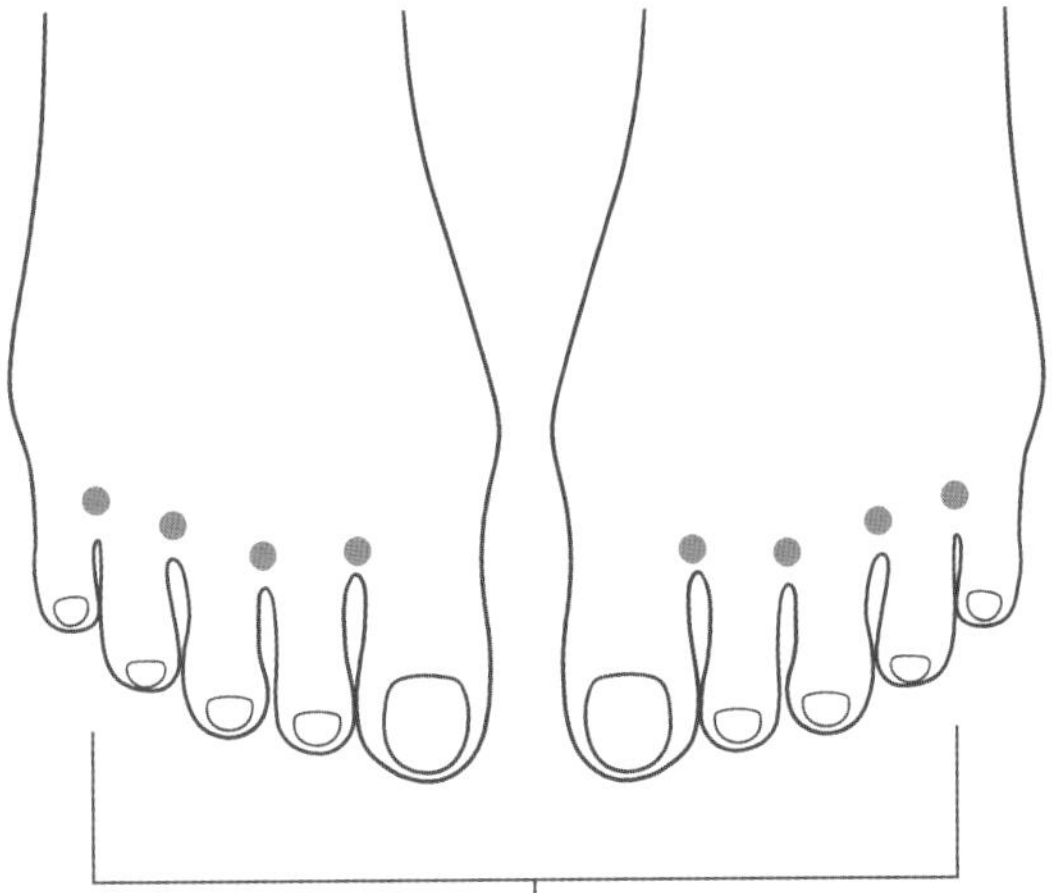

ツボの位置

両足の指の間の付け根を、親指と人差し指でもみほぐしたり、引っ張ったりして刺激しましょう。

⑧湧泉《ゆうせん》

生命力を司る、最も大切なツボの一つだと言われる湧泉。全身、特に足からの血液循環を促し、血圧を落ち着かせてくれます。

ツボの位置

足の裏側で、人差し指の骨をかかと側にたどっていくと、へこんだ場所があり、そこが湧泉です。足先に向かって押しましょう。

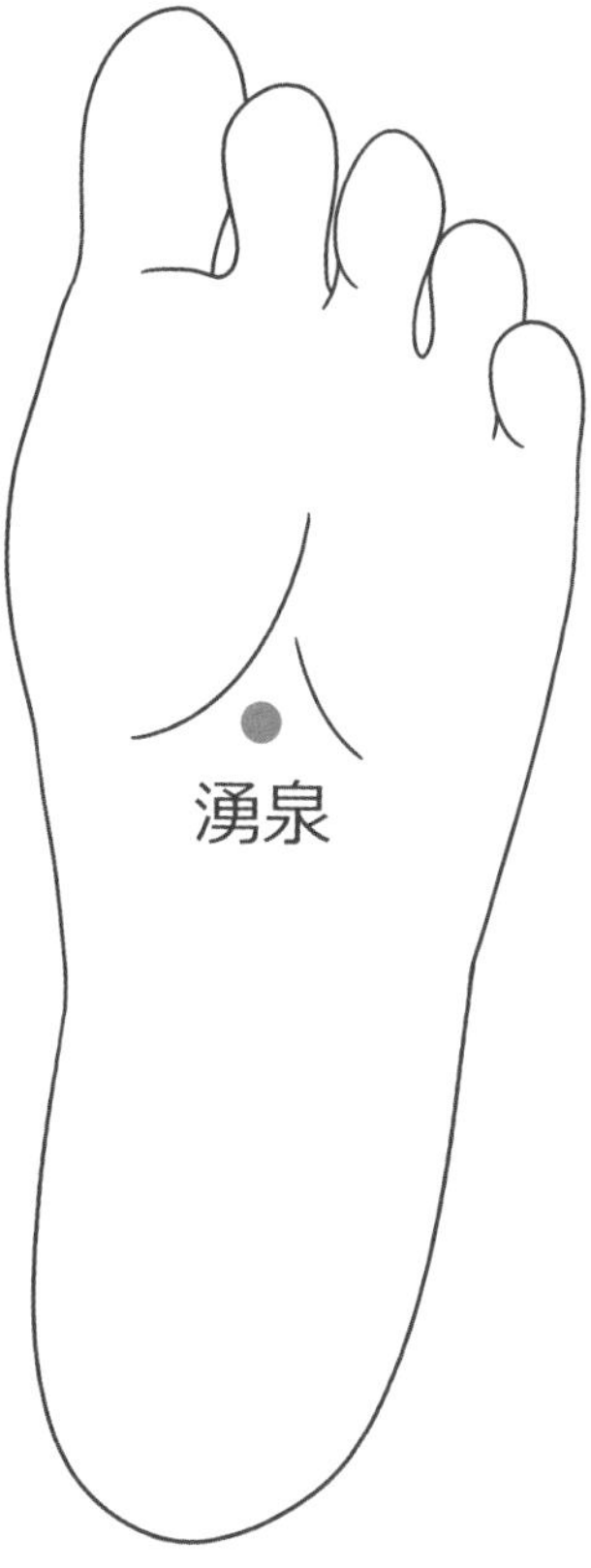

第5章

血圧は生活習慣で改善される

体重を1キロ減らすだけでも血圧は下がる

薬に頼らずに血圧を下げようとするとき、なんといっても重要なのが、

「過剰な体重を減らす」

ことです。

高血圧には、原因が特定できない「本態性高血圧」と、腎臓疾患、ホルモンの分泌異常、そして薬の副作用などが原因の「二次性高血圧」があります。

日本人の高血圧の9割は、実は「本態性高血圧」で、原因が定かでないと言われています。

高血圧の要因は、アンバランスな食生活や運動不足、ストレスなどさまざまですが、

なかでも肥満は大きな要素だといえます。

ちょっと考えてみればわかりますね。

ホースで畑に水を撒こうとしたら、面積が広くなればなるほど、水圧を上げなければすみずみまで届きません。

同じようにカラダが大きくなればなるほど、血圧を上げなければ末端まで血液は届かないのです。

実際に「肥満」と呼ばれるほど体重や体脂肪が蓄積している人は、標準的な体重の人よりも高血圧が2~3倍多いと言われています。

「肥満」の定義は、近年では主に、

「ＢＭＩ（Body Mass Index）＝　体重（kg）÷｛身長（m）の２乗｝」

という計算値が用いられ、男女ともに標準は22で、「ＢＭＩが25以上で、脂肪が過剰に蓄積した状態」が、成人の肥満と定義されています。

血圧が気になる人は、1キロでも2キロでも体重を減らすように心がけることが大切です。

なぜなら、がんばってダイエットをして標準体重まで減らさなくても、**体重を1kg減らすごとに、血圧は「1〜1・5mmHg」下がる**と言われているからです。

さらに太っている人は、降圧剤を服用しても効果は限定的なことが多いのです。

体重や体脂肪が過多になると、カラダ中に血液を行き届かせようと血圧が高くなりがちです。

それをムリやり降圧剤で下げようとするのは、車でたとえれば、アクセルとブレーキを同時に踏んでいるようなもの。

そのため、カラダが抵抗して、特に下の血圧がなかなか下がらない人が少なくありません。

そんなふうにカラダに負担をかけるくらいだったら、少しでも体重を減らすように心がけたほうがよほど、健康的ではないでしょうか。

「体重を減らす」というと、極端な食事制限や激しい運動を思い浮かべる人が少なくありません。

でも、たとえば、体重80kgの人が６か月かけて３％減らすとしましょう。80kgの３％は、２・４kgです。

ある調査では、体重が３～５％減った人たちは、血圧が４～５㎜Hg下がったという結果が出ています。

・夕食が遅くなるなら、ランチを多めに食べて夜は少なめにする
・休日は近所の公園を散歩する
・ご飯はすべて食べ切らずに一口残す

どうでしょう、これぐらいならできそうな気がしませんか。

さらに、第3章でご紹介した「血圧降下ストレッチ」をプラスすれば、活動量も増えてもっと体重が落ちやすくなるでしょう。

小さく思えることでも、あきらめずにコツコツと積み重ねれば、6か月で2kgは難しくないのです。

「塩」を減らしても血圧は下がらない

血圧が高いとわかると、降圧剤を処方されるとともに指導されるのが「減塩」です。「減塩」の要望が高いのか、巷では「減塩醤油」や「減塩味噌」などの調味料から始まり、スナック菓子まで減塩タイプが売られています。

しかし**「食塩の摂取量と高血圧は関係がない」**というのが、近年、世界の常識です。

１９８８年に行われた「インターソルト・スタディ」という世界規模の調査では、1万人以上のデータを分析し、「食塩の量と高血圧には何の関係も見られない」という結論に達しています。

また、医学博士の田中佳氏によると、塩分を制限し血液中のナトリウムが減ると、腎臓から血圧を上げるホルモンが分泌されるといいます。

「塩」の摂取を減らしても血圧は下がらないのです。

塩分を制限すると血圧が下がる人も確かにいますが、かなりの少数派だと言えるでしょう。

現在、1日の食塩摂取量は10gが目安だと言われています。

でも、日本人の食塩の摂取量は、１９５０年代には1日20gを超えていました。

なぜなら、冷蔵庫や保存料などが行き渡っていない時代には、食料の保存のために塩が必要だったからです。

それなのに、血圧の基準値が変わったとはいえ、当時と比較してなぜ現在のほうが爆発的に高血圧の患者数が増えているのでしょうか。

カラダには摂りすぎた塩分を自然に排泄する働きが備わっています。

しょっぱいスナック菓子などを食べすぎて、むしょうに喉が渇いた経験がある人も少なくないでしょう。

カラダが血中のナトリウム濃度が高まったのを察知して「塩分の摂りすぎだから水を飲んで」と指令を出すからです。

水分を摂取して血中のナトリウム濃度がもとに戻れば、喉の渇きは収まります。

水を大量に飲むと、水分を取り込んだ血液量は増加します。

そのため、確かに血圧は上がります。

でも、よぶんな塩分や水分は、尿として排泄されますから、しばらくすると血圧は下がります。

塩分を摂ると血圧が上がるのは一時的な現象なのです。

天然塩ならどんどん食べても大丈夫

塩（ナトリウム）は、私たちの生命維持に欠かせない物質です。
真夏の熱中症対策に塩分が必要なことからも、塩の大切さがわかるでしょう。
それなのに「減塩」してしまうとカラダになにが起こるのか。

「減塩」の一番の問題は、ミネラルが不足することです。

ミネラルというのは、塩の主成分であるナトリウム、そして、カリウム、カルシウム、マグネシウム、鉄、銅、亜鉛などのカラダの代謝を助ける成分です。

ミネラルが不足すると、代謝機能が衰え免疫力が低下します。

風邪をひきやすくなったり、アレルギーを発症しやすくなるだけでなく、だるくてやる気にならない、めまいがする、しょっちゅう頭痛になるなど、原因不明の「未病」になりやすくなってしまいます。

ただし、**ミネラルを補給する目的としての塩は、海水からつくられた天然塩に限ります。**

海水からつくられた天然塩は、塩化ナトリウムのほか、カリウムやマグネシウムなどをバランスよく含んでいるからです。

「食卓塩」と呼ばれる精製塩は塩化ナトリウムだけで99％以上のため、体内のミネラルバランスを大きく崩します。

体内で塩化ナトリウムが過剰になると、細胞一つ一つが水分を多量に抱え込んで水ぶくれ状態になります。

それが、血圧を上げる原因となるのです。

天然塩に含まれるカリウムには、細胞の水分バランスを整えるほか、よぶんなナトリウムを体外に排出する働きもあります。

つまり、海水からつくられた天然塩はミネラルバランスが整っているため、血圧を上げる原因にはならないのです。

精製された食卓塩を取りすぎるから、高血圧になるのです。

食べ比べてみるとわかりますが、ナトリウム99％の精製塩は、ただしょっぱいだけ。一方で天然塩は、ほのかな甘みすら感じられ、塩だけで味付けした料理も格段においしく仕上がります。

どんな料理でもワンランク上に仕上がり、血圧にもいいのですから、積極的に天然塩を取り入れたいものです。

ちなみに、病院で受ける点滴のリンゲル液５００㎖には、一般的に塩化ナトリウムが３gは入っていると言われています。

入院したら１日に２～４本の点滴をすることもよくありますから、患者さんは６～12gの塩化ナトリウムを直接、血液に取り入れていることになります。

健康のために「減塩」が必須なのであれば、なぜ、体調が悪いときにたくさんの塩分を取り込むのでしょうか。

実は、リンゲル液は、血液の成分に合わせてつくられており、ミネラルがバランスよく配合されています。

それが、正常なカラダの機能を促進すると考えられているのです。

砂糖の取りすぎを控えて血管をしなやかに保つ

血圧を気にする人は、過剰に塩分を制限する一方で、**糖分**にはむとんちゃくだと感じることがよくあります。

「甘いものやお菓子はあまり食べないから」

という人でも、市販の炭酸飲料や野菜ジュースに含まれる砂糖を、大量に摂取していることはよくあります。

ケチャップやドレッシングなどの調味料にも、砂糖はたくさん入っていますし、外食に行けば「薄味」「ヘルシー」なイメージの和食にも、砂糖はたくさん使われています。

近年、食事などで摂取したよぶんな糖分が、筋肉やコラーゲンなどのタンパク質と結びつき、細胞を劣化させる「糖化」が、不調や病気の大きな要因だと話題になっています。

実は、糖化が進むと、血管の内皮細胞が障害を起こし血管が広がりにくくなると言われています。

つまり、血管をよい状態に維持する一酸化窒素（NO）が分泌されにくくなってしまうのです。

また、過剰な糖分は、血液中のインスリンの分泌を促します。

インスリンの値が高く維持されると、平滑筋が増殖して血管が縮こまるとも言われています。

つまり、高血圧を気にするのであれば、ひたすら減塩に励むのではなく、糖分の過剰な摂取にも意識を向けた方がいいのです。

砂糖の甘い味は、食べ続けていると耐性ができてしまいます。同じ甘さを感じるのに、より多くの砂糖を必要としてしまうのです。

一つ一つの食品に、どれくらい砂糖が含まれているか気にするよりももっと簡単に、糖分を制限できる方法があります。

それは、1週間ほど、甘いソーダ飲料や野菜ジュース、お菓子などを制限すること。炭酸飲料が飲みたくなったら、炭酸水を手に取りましょう。チョコレートが食べたくなったら、ダークチョコを選びます。

しばらく制限したあとは、これまで食べたくてたまらなかった甘いものが、少しの量で満足できるように変化するはずです。

脂肪を減らして血圧を下げる食べ物とは？

毎日、お酢を大さじ1杯摂取すると、血圧が下がることが報告されています。

お酢に含まれる酢酸が代謝されるとき、血管を拡張させるアデノシンに働きかけるからです。

また、酢酸が内皮細胞に働きかけて一酸化窒素（NO）が分泌しやすくなる可能性があるとも言われています。


血圧が気になるのであれば、調味料として上手にお酢を取り入れていきましょう。


オイルと混ぜて手づくりドレッシングをつくれば、カンタンにお酢を摂取できますし、和えものに使うのもいいでしょう。

塩や砂糖を控えめにしても、お酢を使うことで味のバランスを整えることができますから、食卓に常備しておくといいでしょう。

最近では「飲むお酢」も一般的になっていますから、炭酸水などで割って清涼飲料水がわりに飲むのもいいでしょう。

さらにお酢は、継続的に摂取することで、内臓脂肪を減らす効果があると言われています。

酢酸が肝臓で代謝される際に、糖から脂質を合成する回路を抑え、脂質の燃焼を促進する酵素を活性化させるからです。

ただし、お酢の健康効果を取り入れるなら、毎日、摂取する必要があります。やめてしまうと効果はなくなってしまうので、気長に続けていきましょう。

たんぱく質で丈夫な血管をつくる

世の中には「健康になれる」さまざまな食事法が出回っています。

「1日1食にして内臓を休ませる」。

「炭水化物を減らして糖質制限をする」。

「有機野菜を中心に食べる」。

どんな方法にもメリット、デメリットがあり、体調に合わせて取り入れてみるのはいいと思います。

年末年始などに食べ過ぎたときは、数日間、食事の量と回数を減らすのもいいかもしれません。

また、ダイエットをしたいのであれば、野菜を中心にして炭水化物を減らせば、体重は減りやすくなります。

でも私は、これまでの著書である『目は1分でよくなる！』『耳は1分でよくなる！』『自律神経は1分で整う！』『鼻は1分でよくなる！』（すべて自由国民社刊）などで繰り返しお伝えしてきたように、**基本は1日3食で、野菜も肉もご飯もバランスよく食べるのがいい**と考えています。

特に、血圧を気にしている場合は、たんぱく質が豊富な食品を積極的に摂るのがポイントです。

血管をしなやかに保つ一酸化窒素（NO）は、L－アルギニンというアミノ酸からつくられることがわかっています。

L－アルギニンは、たんぱく質を構成するアミノ酸の一種ですから、肉、魚、大豆、ナッツなどに含まれます。

L－アルギニンを始めとし、豊富なアミノ酸を摂取できるのが、牛肉、豚肉、鶏肉です。

魚であれば、エビ、カニ、サザエ、カツオ、アジなどにＬ－アルギニンは多く含まれています。

そのほか、豆腐、納豆などもオススメです。

女性は特に「健康にいい！」のは、野菜中心の食事だと考え、野菜ばかり食べる人が少なくありません。

もちろん野菜も大切な栄養成分の一つですが、**丈夫な血管をつくるためには、なんと言ってもたんぱく質が欠かせないのです。**

抗酸化物質で一酸化窒素（NO）を守る！

たんぱく質以外に意識して摂取したいのが、ビタミンC、ビタミンE、ポリフェノールなどの抗酸化物質です。

血管の細胞が、活性酸素によってサビつくと血管がもろくなります。

しなやかな血管のためには、活性酸素を抑えることが重要なポイントになるのです。

また、血管を拡張し、内皮のダメージを修復してくれる一酸化窒素（NO）は、実は抗酸化作用を持っており、活性酸素が増えると消去するために使われてしまいます。

一酸化窒素（NO）をムダに減らさないためにも、抗酸化物質を食べものから摂取することが大切なのです。

抗酸化物質を含む、代表的な食品をご紹介しましょう。

・ビタミンC

緑黄色野菜（小松菜、ほうれん草などの青菜、パセリ、ブロッコリー、ジャガイモなど）

フルーツ（キウイフルーツ、いちご、柑橘系の果物）

・ビタミンE

ナッツ類（ごま、アーモンド、ピーナッツなど）
野菜や魚（モロヘイヤ、かぼちゃ、うなぎなど）

・ポリフェノール

フルーツ（りんご、プルーン）
コーヒー、緑茶など

どんな食べ物に抗酸化作用があるかを知れば、

・ご飯を食べるときに、たんぱく質のおかずにほうれん草のおひたしを添える。
・スナック菓子の代わりにナッツを食べてコーヒーを飲む。
・食後のデザートをフルーツにする。

など、ちょっとしたことでこれまでの食事を血圧を下げるものに変えることができるでしょう。

タバコは絶対やめるべき！

どれだけ食事に気を遣っても、一瞬で血圧への効果を台なしにしてしまうのがタバコです。

私は、血圧を気にする方だけでなく、カラダの不調を訴える人全員に、タバコはやめるようお伝えしています。

タバコは５０００種類以上もの化学物質と、70種類以上の発がん性物資が含まれています。

タバコを吸って体内に吸収された化学物質は、血管に炎症を起こすだけでなく、活性酸素を大量に発生させます。

活性酸素はコレステロールと結びつくと、動脈硬化の原因になることはお話ししました。

さらに、タバコの煙に含まれる一酸化炭素は、酸素の２００倍も血液中のヘモグロビンと結びつきやすいのです。

つまり一酸化炭素があると、ヘモグロビンは酸素に結びつくことができず、血液の酸素運搬能力が低下します。

血管に酸素が届かなくなれば、動脈硬化がどんどん進むだけでなく、カラダ中の細胞がどんどん劣化していくのです。

タバコから発生する、有害物質の代表的な一つが**ニコチン**です。

ニコチンには、副交感神経を活性化させる作用があるため、タバコを吸うとリラックスできると主張する人がいます。

しかし実は、副交感神経が必要以上に緊張すると、その状態を緩和しようと、カラダがアドレナリンを分泌して血管が収縮し血圧が上がってしまうのです。

慣れない人がタバコを吸うとクラクラするのはそのためなのです。

タバコをやめようとするときは、期日を決めていっきに行うのがポイントです。

本数を減らす、ニコチンやタールの量が少ないものに切り替える、電子タバコに変えるなどで「少しずつ減らす」というのは難しく、またもとに戻りやすいでしょう。

タバコやライターは処分し、喫煙所などには近づかないことです。

朝起きたときや食後など、タバコを吸うのがパターン化されているときは、水を飲んだり歯を磨いたりして別の習慣で置き換えるようにするといいでしょう。

また、せっかくしばらく禁煙していたのに「うまくいっているから1本だけ」吸ってしまうと、またもとに戻ってしまう可能性が高い。

タバコが吸いたくなったら、この本でご紹介している深呼吸やストレッチなどを行い、タバコのことは忘れるようにしましょう。

どうしても、禁煙がうまくいかない方は、一定の条件を満たせば、健康保険などを使って**禁煙外来**で治療を受けることができます。

3か月で5回ほど通院すれば、成功率は7〜8割と言われていますから、お住いの近くにある病院を調べてみることをオススメします。

お酒はほどほど、適量ならＯＫ

アルコールには、**適量であれば**全身の血管を拡張して血圧を下げる効果があります。「百薬の長」といわれるように、どんな薬よりもよい影響があると考えられていました。

とはいえ、アルコールと血圧、そして、血圧が高いことで起こりやすい病気との関係はそう単純ではありません。

お酒を飲む人は、飲まない人より心筋梗塞や閉塞性動脈硬化症が少ないことが知られています。

また、飲酒量が少量、もしくは中程度の場合、脳梗塞には予防的に働くものの、大量の飲酒はリスクになるとも言われています。

一方で、長期間の大量飲酒は心臓の肥大や機能低下をもたらし、心不全などの原因となります。

さらに、長い期間にわたり、大量にお酒を飲む習慣がある人は、脳出血やくも膜下出血のリスクが高くなると言われているのです。


私は、お酒を飲むことがストレス解消になったり、お酒を飲む席で人と会うのが好きな人が、ムリに飲むのをやめる必要はないと考えています。

ハメを外して飲みすぎたら、体調が戻るまで飲まなければいいだけのこと。

また、一般的に言われているように週に2日ほど「休肝日」をつくれば、さほどカラダに負担がかかることもないでしょう。

むしろ、飲むのをガマンするストレスのほうがよくないと考えます。


「酒は百薬の長」という言葉のあと「万の病は酒よりこそ起これ」と続く、つまりあらゆる病気は酒から生まれるという言葉が続いているという説もあり、あくまでも適度な頻度と量を心がけましょう。

では、どの程度の量が「適量」なのかというと、**アルコールの分量が１日に25ｇくらいまで**と一般的には言われています。

これは、具体的には、日本酒１合、ビール中瓶１本、ワイングラス２杯、焼酎（25度）だとコップ半分ほどが目安です。

つまみを、たんぱく質が豊富なチーズやビタミンＥたっぷりのナッツ、ポリフェノールを含む緑黄色野菜などにすれば、よりいいでしょう。

アルコールの代謝に関わる酵素の働きは個人差が非常に大きいため、お酒を飲むと具合が悪くなったり顔が赤くなったりする人は、ムリして飲む必要はありません。

夏でも積極的に湯船につかろう

私は「湯船につかる」という習慣がある日本は、ほんとうに素晴らしい国だと思っています。

単なる生活習慣の一つと捉えられがちですが、**湯船にゆっくりつかることの健康効果は非常に高い**のです。

最近は、シャワーだけですませる人も少なくありませんが、1日の終わりにはできるだけ毎日、湯船につかってほしいと考えます。

ぬるめのお湯にゆっくりつかると、血管が拡張し、血圧が下がります。

また、お湯につかってリラックスすると、副交感神経が活性化されて緊張がゆるみ、血圧にいい影響を及ぼします。

さらに、お風呂にゆっくりつかって温まったあとは、熱を放出するためにカラダの深部の体温が下がります。

カラダが体温を下げるときは、代謝を落としているということです。

これは、それまで代謝にまわっていたエネルギーを、細胞の修復に使えるようになることを意味します。

つまり、湯船につかったあと、1時間後くらいの体温が下がるタイミングでベッドに入ると、カラダの修復が進み、長い目で見た血圧の安定にも役立つのです。

ただし、血圧が高い人が湯船につかるときに気をつけていただきたい点があります。

①お湯の温度は38℃～40℃のぬるめにする

お湯の温度が42℃を超えると、交感神経を刺激して血圧が上がりやすくなります。38℃～40℃のぬるめのお湯にゆっくりつかるようにしましょう。

②急激な温度の変化を避ける

特に冬場は、着替える場所が冷え切っていると、風呂場に入ったときの急激な気温の変化で心、臓や血管に大きな負担がかかります。

暖房器具で脱衣所を温める、浴室も先にバスタブにお湯を張って暖かくしておくなどで、温度を調整しておきましょう。


さらに、食事をした直後は消化器に血液が集中し血圧が下がり、入浴でさらに血圧を下げるとクラクラしてしまう可能性があります。

食事をしたあとは、1時間以上経ってから入るのがいいでしょう。

また、飲酒後の入浴も同様に、急激に血圧を下げる可能性があるので避けてください。

熟睡できないときは気にせずに横になる

「たかが睡眠不足」

「寝なくても、がんばれる」

と、睡眠不足を軽視する人が少なくありませんが、**十分な睡眠を取らずにいると、確実に血圧に悪影響を及ぼします。**

アメリカの研究では、睡眠時間が6時間と5時間のグループを比較すると、5時間睡眠の人たちは6時間寝ている人たちに比べ、高血圧になる割合が37％も高かったそうです。

なぜ睡眠不足が血圧を上げてしまうのでしょう？

一般的に健康な人の血圧は、眠っている間は低くなり、起床時から上がり始めます。そして、夕方になるとまた下がり始めるというリズムを刻んでいます。

睡眠不足になると、このリズムを司る自律神経の乱れが生じ、交感神経優位の緊張状態が続くからだと言われています。

また私たちのカラダは、ぐっすりと深い睡眠がある、質の高い眠りのときに成長ホルモンが分泌され、全身の細胞の修復を行います。
つまり、眠りをおろそかにすると、細胞の代謝が衰えて自然治癒力がダウンしてしまうのです。

血圧が気になるのであれば、**毎日、できるだけ決まった時間にベッドに入り、睡眠時間をしっかりと確保する**ようにしましょう。

しかし、そうは言っても、ときにはやるべきことや楽しみを優先する日もあるでしょう。
そんなときは「まずい、眠らないと血圧が…」などと心配すると、交感神経が優位になってよけいに眠れなくなってしまいます。

起きて立っているときは、重力に逆らって血液を全身に行き届かせなければなりませんから、心臓のポンプ力が必要です。
でもたとえ眠っていなくても、横になれば、全身が心臓の高さと同じになります。

つまり、横になれば心臓の負担が軽減して、血圧が高くなる要素が減るのです。

そう考えれば、ときには**寝るのが遅くなってしまってもあせらずに、とにかくベッドで横になりましょう。**

自分なりのストレス解消法を探そう

「ストレスがたまっている」というと、忙しくて自分の時間がなかったり、職場などの人間関係がスムーズでないことを思い浮かべる人が多いでしょう。

でもそも**「ストレス」とは、外部から何らかの刺激を受けたときに起きる緊張状態のことです。**

日常生活で起きる、さまざまな変化がストレスの原因になります。

たとえば、工事の騒音や天候や気温の変化、睡眠不足やカラダの不調、仕事の不安や人間関係の悩みなどがあげられます。

また、就職や結婚、出産など**喜ばしい出来事も、変化の一つですからストレスの原因となり得ます。**


ストレスがあると「原因となる状況を改善しなくては」とカラダが脳に血液をどんどん送り込み血圧が上がります。

また交感神経が活性化し、カラダの緊張状態が続いて血管を収縮させます。

日常的にストレスを抱えていると、常に交感神経が優位になり、眠りが浅くなります。


十分な睡眠が取れずにいると、じわじわと血圧が高くなります。

ストレスがあることで、二重、三重にも血圧を上げる要因が重なってしまうのです。


しかし、**「変化=ストレス」になり得ると知っておくだけで、早めに対応することができるでしょう。**

「気持ちが高ぶる」
「イライラする」
「眠れない」
「食欲がない」
などのストレスの兆候が現れたら「血圧が上がるサイン」だと気づき、こまめに解消するようにしたいものです。

ストレスがかかると交感神経が優位になりますから、この本でご紹介した深呼吸や**「穴あきペットボトル呼吸法」**で、副交感神経を活性化するのは、手軽にできるストレス解消法の一つでしょう。

また、一定のリズムでウォーキングしたりジャンプしたりするのも、血管の緊張を調整するセロトニンを活性化しますからオススメです。

ゆっくりとお風呂につかり、早めにベッドに入るのも、ストレス解消と血圧ダウンの両方に効果的です。

変化が刺激となりストレスになるのですから、いっそのこと、変化を起こさず何もしない、ぼんやりして数時間過ごすのも、ときにはいいストレス解消になります。

ストレスの原因となっていることから、一時的に離れるために、自分の好きなことや趣味に没頭するのもいいでしょう。

ゲームをしたり、映画を見たりする、また料理やガーデニングなど、自分なりのストレス対処法を見つけておくといいでしょう。

第6章

血圧が下がると人生も若返る

自分で血圧を測ってみよう

自分の正しい血圧を知ることは、高血圧を解消する第一歩です。

「血圧が基準値より高い」のであれば、まずは実際の数値を把握することです。

血圧は、常に変動しており、測定する環境によっても大きく変わります。

病院に行き、白衣を着ている看護師さんや医師を見るだけで緊張して血圧が上がることさえあります。

月に1回、病院で測るだけではなかなか平常値を知ることができません。

この本でお伝えしてきた「血圧降下ストレッチ」や血圧を下げるツボ、血圧を下げる生活習慣の効果を確かめるためにもぜひ、自宅で血圧を測るようにしてみましょう。

血圧は1日のうちでも変動しますから、毎日、朝晩、時間を決めて測ってみましょう。

朝は目覚めてから1時間以内、トイレに行き食事をする前に測るといいでしょう。

降圧剤を飲んでいる方は、薬を飲む前に測ります。

夜は寝る前に測ります。

ただし、食事や入浴の直後は避けてください。

また、アルコールを飲んだ後も、正確な数値は出にくくなりますから避けましょう。

血圧は**「心臓の高さにある上腕にベルトを巻きつけて、座って計測した数値」**を基準とすればいいでしょう。

手首や指で測るタイプを使っている人は、一度、上腕で測るタイプとの違いがないか確かめてみるとより正確に状況を把握することができるでしょう。

人には「自分にあった血圧値」がある

実際に血圧を測ってみたら、平常値が現代の血圧の基準値である、上が140／下が90から少しはみ出たとしましょう。

たとえばあなたが、60歳の男性で上が150／下が89だったとします。

もしそうだったとしても、あわてて薬を飲む必要はないと私が考えているのは、これまでお伝えしてきましたね。

以前の血圧の基準値であった「年齢＋90」、

つまり、60歳であれば、

60＋90＝150

程度までは、不調の自覚がない限り、まずはこの本でご紹介した、ストレッチやツボ押しなどから始めることをオススメします。

そもそも、現代の血圧の基準値は、20歳以上の男女、全員を同じモノサシで測っています。

20代のアスリートの男性と、80歳を過ぎたおばあちゃんを同じ基準に当てはめるのは、どこかおかしいと思いませんか。

また、たとえ同じ30代だとしても、きゃしゃで小柄な女性と、体重が80キロ以上ある男性の血圧が同じでいいというのには、私は違和感を感じます。

そもそも血圧は、脈拍、呼吸、体温、そして意識と並ぶ、人が「生きている」ことを表す大切なサインです。

医療の現場では、普段の血圧から40も下がると、人はショック状態に陥ると言われています。

顔面蒼白、嘔吐、意識障害などが起こり、最悪の場合、死にも至ります。

また、血圧が高いことばかり問題にされ「低血圧のほうが高血圧に比べて長寿」と言われてきましたが、そうではないという結果が出た研究があります。
40歳以上の約1000人の血圧を測り、5年間追跡調査をした今井潤東北大学教授らによると、低血圧の死亡リスクが高いことがわかりました。

人間のカラダは、その人なりのベストを維持するように常に働いています。**人にはそれぞれ、自分にあった血圧値があるのです。**

定められた基準値から、わずか1ポイントや2ポイント超えただけで、その数値に合わせようと薬で血圧を下げることにムリがあるのです。

母は血圧が下がったら認知症も改善した

私の母は、晩年、心臓肥大と高血圧と診断され、薬を飲み続けていました。

さらに、認知症でもあったため、私の姉が自宅で介護をしていたのです。

あるとき、姉から「高熱が出て、解熱剤を飲ませても熱が下がらない」と連絡が入ります。

救急車を呼ぼうかどうしようかという相談に、私は「どこの病院に連れて行かれるかわからないから」と押しとどめ、翌日の朝一番に知り合いの病院に連れて行きました。

すると、腸閉塞を起こしていたため、緊急手術となります。

手術は無事、成功し、術後の経過もよいため、しばらくして退院できることになりました。

そこで、担当の医師からは、高血圧でもあったため「なるべく安静にすること」「塩分を制限すること」「不要な水分は摂取しないこと」などの指示が出されました。

しかし、それを聞いた私は、

「そんなことをしたら、寝たきりになってしまう」

と考えました。

そして、医師の指示に反して、この本でご紹介しているような、あらゆる東洋医学的な治療を母に施したのです。


まず、**5メートルを一緒に歩く**ことから始め、10メートル、100メートルと距離をどんどん伸ばします。

母は日に日に元気を取り戻し、最終的には5キロまで歩けるようになりました。

さらに歩くだけでなく、太ももの筋肉を鍛えるため、もも上げや軽いスクワットなどもサポートしながら行ってもらい、筋力アップを図りました。

もちろん、腕や足のマッサージをしながらツボ押しも欠かしません。


また食事は私の手作りで、朝からカツ丼など、好きなものを好きなだけ食べさせました。

一般的に避けられがちな、塩分の多いお新香なども制限ナシです。

その代わり、ナトリウムを排泄する効果があるカリウムが多い食材を合わせて食べてもらうようにしたのです。

そして、様子を見ながら、少しずつ血圧や心臓の薬を減らしていったのです。

数か月後に検診をした、心臓外科の医師は、あまりの回復ぶりに驚きます。

そこで私は、実は、東洋医学の治療を行ったことを告白しました。

この医師は「そんなことで、よくなるんだ」とひたすら感心していたのを覚えています。

カラダが回復し、薬を飲まなくなったら、次は**認知症の改善**に取り掛かりました。

田舎の友人の話や私が子どものころの話などを繰り返し、記憶の扉を少しずつ開かせるようにしたのです。

何度も繰り返すと、母は次第に細かいことがらを思い出せるようになりました。

そして、忘れかけていた字が書けるようになり、友人に手紙を書くようになりました。

また、薬の影響でふらついたり、ぼーっとしていたりしたのがウソのようになくなり、大きな声で冗談をいうまでに回復したのです。

「このままほおっておくと大変なことになりますよ」は信じない

血圧の数値が基準値から外れていると、医師は決まって、

「このままほおっておくと、大変なことになりますよ」

「すぐに薬を飲みましょう」

と言います。

その言葉を聞いただけで、患者さんの血圧は10も20も上がるでしょう。

そして「脳梗塞や心筋梗塞になるかもしれない」という恐怖を抱えて、毎日過ごす

ようになれば、ストレスから平常値よりも血圧が高くなる可能性も少なくありません。

言葉には、人間の脳や行動に働きかける大きなパワーがあります。

無意識のうちに医師の「このままほおっておくと、大変なことになりますよ」という言葉に影響されて、血圧を上げている。

そして、必要のない薬を毎日飲んで不調をつくりだしている人は、決して少なくないのです。

この本をここまで読まれた方であれば、血圧が多少、基準値からズレていても、

・すぐに「大変なこと」になる可能性は極めて小さい
・薬を飲む前にできることはたくさんある

とわかってくださったはずです。

実は私も、35年以上も前に生命保険に加入するときの健康診断で不整脈が発見されました。

もちろん病院の医師からは、薬を処方されましたが断りました。

すると先生に、

「薬を一生、飲み続けないとすぐに死にますよ」

と言われたのです。


しかしどうでしょう。

35年以上経った今でも、私は薬を飲まずに元気に生きています。


皆さんの目的は、健康で長生きすることであり、血圧の目標値に数字を合わせることが目的ではないはずです。

まずは、一つでもいい。

ストレッチでもツボ押しでも、今日できることから「血圧にいいこと」を始めましょう。

カラダの不調を年齢のせいにしない

私たちのカラダには、科学を超えた素晴らしい**自然治癒力**という力が備わっています。

自然治癒力は、人が生きている限り働き続けてくれるもの。**「年齢を重ねたから、あとは衰えるだけ…」**ではないのです。

自然治癒力をジャマするのは、ほかでもないあなた自身です。

これまで生きてきたなかで身につけた、間違ったカラダの使い方や生活習慣が、自分のカラダが持つパワーを押さえてしまっているのです。

でも、そのパワーは、いくつになっても目覚めさせることができます。

この本で、ここまでご紹介してきた方法で、自然治癒力を高めてあげれば、驚くほどカラダは変わります。

私の運営する治療院では、毎日、目の前で、

「血圧が落ち着いて、頭がハッキリした」
「認知症と言われていたのに、ダンスのクラスに通えるようになった」
「降圧剤をやめたら、かすんでいた世界がくっきり見えるようになった」

などの例が、何百回、何千回も繰り返し起こっています。

「もう、年だからしょうがない」
「みんな、具合の悪いところの一つや二つ、あるよね？」

などと、あきらめないでください。

自分のカラダを思い行うことは、ストレッチでもツボ押しでも、必ずカラダは応えてくれるのです。

おわりに

人間は体の中に100人の名医を持っている

紀元前460年ごろ、ギリシャに生まれた「西洋医学の父」ヒポクラテス。ヒポクラテスの名言の一つに、

「人間は誰でも、体の中に100人の名医を持っている」

があります。

ヒポクラテスは、本来、人間には、不調を自分の力で治そうとする自然治癒力が備わっていることを見抜いていたのでしょう。

その証に、この言葉は、

「われわれ、医者が行うべきは、これらの名医の手助けにほかならない」

と締めくくられているのです。

実は、私の親族にも、薬を飲みすぎたり、過剰投与を受けたりして命を落とした人がいます。

医学の進歩にはすさまじいものがありますが、頼りすぎなくてもすでに一人一人のカラダには名医がいます。

私たちのカラダには、眼科の名医、耳鼻科の名医、呼吸器科の名医、循環器内科の名医など、すでに名医が揃っています。

あなたにできることは、その存在を信じ、活躍するように手助けしてあげることです。

昔から健康でいるためには「よく食べ、よく眠り、よく動くこと」と言われています。

単なる言い伝えのように思うかもしれませんが、ヒポクラテスも、

「歩くことは、人間にとって最良の薬」

とも言っています。


私たち人間も、動物の一種です。

それはつまり「動く物」であるということです。

生活が便利になって動く機会が減ってしまったからこそ、積極的にカラダを動かしましょう。

動けばお腹も空きますし、ぐっすり眠れるようになります。

そうして毎日、健康な時間を増やすことが幸せに生きることにつながるのです。

参考文献

『高血圧は薬で下げるな！』（浜六郎／角川ｏｎｅテーマ21）
『高血圧はほっとくのが一番』（松本光正／講談社α新書）
『薬に頼らず血圧を下げる方法』（加藤雅俊／アチーブメント出版）
『「血管を鍛える」と超健康になる！』（池谷敏郎／三笠書房）
『薬が病気をつくる』（宇多川久美子／あさ出版）

今野 清志（こんの・せいし）　日本リバース院長

1953年、宮城県本吉郡で軍人の父と小学校教師の母親のもとに生まれる。

困っている人たちを見過ごせない父親は、毎日、人助けに明け暮れていた。

ついには知人の借金の保証人になり、所有していた木材加工工場などすべてを失ってしまう。

家にはお金を入れず、酒乱気味だった父だが、人望が厚く、
亡くなったとき町で一番多くの人たちが葬式に集まった。

著者はこの父親の生き方を見て、「人の役に立つ」人生を選択する。

そんな父親をあらゆる面で「超えたい」と体を鍛え、中学では柔道で東北大会のチャンピオンとなる。

高校時代も宮城県で1位となったが、高校2年のとき練習のしすぎでヘルニアになり、泣く泣く柔道を断念。

代わりに勉強に励み、中央大学法学部入学。

在学中は、海外文学に親しみ、演劇を目指したり、政治家を目指したりと、たくさんの可能性を探る。

卒業後、予定していた演劇留学がキャンセルとなり、さまざまな運命の偶然から、
慈恵医大のアイソトープ科に出向して医学を学ぶ。

当時日本で初めてのＲＩの血液検査を紹介しながら各科の医師との交流を深め、
患者を救うには予防医学が最も大切だということに開眼。

薬を使わない治療法の確立を、ライフワークとするようになった。

そして、中医学に出会い中国に渡り、
中国北京国際針灸倍訓中心結業・中国中医研究院で研修などを行う（現在提携院）。

30代から東中野・赤羽・銀座・日本橋などに整体治療院を開業。現在は日本橋茅場町本院と東中野分院に開業。

日本リバース院長　目と耳の美容室院長　目と耳の美容学院学院長
ベストセラー『目は1分でよくなる！』『耳は1分でよくなる！』『自律神経は1分で整う！』『鼻は1分でよくなる！』（自由国民社）他、著書多数。

Special Thanks to

出版プロデュース：株式会社天才工場 吉田 浩

編集協力：塩尻 朋子

本文イラストレーション：松野 実

本書は、『血圧は1分で下がる！』（二〇二〇年六月二十日初版発行）の新装版として刊行したもので、内容は同一です。

血圧《けつあつ》は1分《いっぷん》で下《さ》がる！［新装版］

薬・減塩に頼らず毎日続けられる血圧改善法

二〇二〇年（令和二年）六月二十日 初版第一刷発行
二〇二三年（令和五年）十二月三十一日 新装版発行

著 者 今野 清志
発行者 石井 悟
発行所 株式会社自由国民社
東京都豊島区高田三―一〇―一一 〒一七一―〇〇三三
電話〇三―六二三三―〇七八一（代表）
造 本 JK
印刷所 大日本印刷株式会社
製本所 新風製本株式会社

Special Thanks to
カバーイラストレーション
橋爪 かおり
株式会社 i and d company